EPÓNIMOS Y SINÓNIMOS MÁS FRECUENTES EN ANATOMÍA

Autor

Profesor Julián Viso Rodríguez
Facultad de Medicina
Escuela "Luís Razetti"
Universidad Central de Venezuela

Caracas, 1989

Dr. Julián Viso Rodríguez

2ª edición impresa

Autor: Dr. Julián Viso Rodríguez

Editado por: Dixson Guzman Parra

Publicación y distribución: CreateSpace

Derecho de Autor:

ISBN-13: 978-1508977414
ISBN-10: 1508977410

Copyright © 2015

All rights reserved.

Safe Creative: 1503203574587

Revisión, diagramación, edición y portada.
D&G Consultores. Caracas - Venezuela
dygconsultores@gmail.com / dygconsultores@outlook.com
Teléfono: 0414-814-6878 / 58 414 814-6878

DEDICATORIA

A MIS PADRES

Eduardo Viso, un maestro de la honestidad.
Luisa A. de Viso, la virtud hecha mujer

A MIS HIJOS

Julián Antonio, Rafael Ángel y la Nena.
Jóvenes optimistas en quienes he depositado
Todo mi patrimonio afectivo.

Agradecimiento...

Con el testimonio de mi reconocimiento y respeto, agradezco a la Dra. Angulo Anselmi por su magnífica colaboración; a la Sra. Yajaira Parra Bolívar por la diagramación, revisión y edición del texto. Igualmente presento mi manifestación de cariño a los estudiantes de medicina y médicos morfólogos para los cuales me esforcé en la redacción de los Epónimos y Antónimos, con el deseo de llenar un espacio de conocimiento.

Gracias a todos y espero les sea útil a los lectores amigos de la Anatomía Humana.

Dr. Julián Viso Rodríguez

ÍNDICE

PRÓLOGO

Los epónimos se conocen desde la antigüedad y son utilizados con frecuencia en la enseñanza de la Anatomía, la Medicina y otras Ciencias; por ello, constituyen base fundamental de la Terminología Médica y Científica Universal.

En la época del Imperio Romano, Rufo de Efeso (50 años de J.C) da los nombres de las partes del cuerpo y se considera su obra el Primer Libro de Nomenclatura Anatómica.

En el siglo XVI, Jacobus (1478-1555) tradujo su apellido Dubois que significa "Selva" en español al latín, por lo cual aparece su firma como Sylvius en sus documentos anatómicos. Maestro de Vesalio y un anatomista que se le recuerda por haber fundado la Nomenclatura Anatómica.

"Acueducto de Sylvius: Conducto estrecho que comunica el cuarto ventrículo cerebral con el ventrículo medio".

"Arteria de Sylvius: Arteria cerebral media rama Terminal de la carótida interna".

La palabra epónimo deriva del griego Epónymos; compuesto de Epi, que significa sobre y ónoma: nombre. Se emplea en el lenguaje científico para indicar un término o frase formada del nombre de una persona para señalar una época, una ciudad o una estructura anatómica.

Las anotaciones que nos presenta el Libro sobre Epónimos en la Anatomía, el doctor Julián Viso Rodríguez nos brinda la oportunidad de conocer las microbiografías de anatomistas y médicos de su época, sus actuaciones y aportes al conocimiento de la estructura del cuerpo humano. Todos precursores de la enseñanza de la Anatomía y de la Medicina moderna.

Al doctor Viso Rodríguez le conocí en su adolescencia en la Parroquia El Valle, y bajo la sombra del Hospital "Carlos J. Bello", Cruz Roja Venezolana, recibimos de eminentes profesionales de la medicina la formación en Cirugía. Fuimos compañeros durante más de 25 años en la Cátedra de Anatomía Humana de la Escuela de Medicina "Luis Razetti", Facultad de Medicina de la Universidad Central de Venezuela, en la cual le correspondió ejercer la jefatura de la Cátedra.

Su libro recoge su vocación docente y deseos de profundizar en el conocimiento de las investigaciones que realizaron los anatomistas universales.

Agradezco y expreso al doctor Julián Viso Rodríguez mi reconocimiento por su gentil invitación a prologar este libro que servirá de consulta al estudiante y a los profesores en sus actividades docentes.

Felicito, como docente y universitario, su oportuna edición al conmemorarse los 161 años de la Fundación de la Cátedra de Anatomía por el sabio José María Vargas; y su posterior presentación a los morfólogos del país en el Segundo Congreso Venezolano de Anatomía que se realizará en mayo de 1989.

David J. Loyo Guerra
Jefe de la Cátedra de Anatomía

Caracas, 31 de octubre de 1988

INTRODUCCIÓN

Con el advenimiento de la nomenclatura moderna en anatomía, se eliminan los epónimos que fueron muy estudiados por todos aquellos cursantes de las cátedras de morfología, cuando el texto oficial de la materia era el de Testut.

Presumo que los actuales estudiantes de anatomía, desconocen a los autores de los epónimos. Estos investigadores, casi todos europeos, datan de los años 1600, 1700 y 1800; época cuando Venezuela aún no había iniciado su guerra de independencia. Recopilo en estas páginas un homenaje a esos pioneros de la investigación anatómica; sus nombres y sus trabajos deben permanecer en la historia médica como hombres que se adelantaron a su tiempo; estudiosos, perseverantes, disciplinados; contribución que no puede jamás pasar al olvido.

Los epónimos están clasificados por sistemas y aparatos. Se indica el epónimo, se le describe anatómicamente, luego se anota de inmediato la Nomenclatura Anatómica Internacional (N.P.I) correspondiente, designada como Nómina Anatómica de París (N.P.A); finaliza cada párrafo con una sucinta biografía del autor del epónimo.

Cuando escribí estas reseñas históricas, disfruté enormemente mi trabajo; fueron meses de lectura e investigación bibliográfica. Me sentiré complacido si a los estudiantes de anatomía o a los profesores de la medicina, en algún momento, pueda serle útil este texto.

De cualquier manera he cumplido mi principal objetivo, rendir homenaje y difundir la obra de todos los anatomistas de la antigüedad que iniciaron la investigación y el aprendizaje de la morfología humana.

EL AUTOR

Dr. Julián Viso Rodríguez

EPÓNIMOS Y SINÓNIMOS MÁS FRECUENTES ADAPTADOS A LA NÓMINA ANATÓMICA INTERNACIONAL

Dr. Julián Viso Rodríguez

1   APARATO DIGESTIVO

MÚSCULO RISORIO DE SANTORINI

Es un músculo subcutáneo, que tiene su origen en la fascia de recubrimiento del masetero; y por otra parte, se inserta en el ángulo de la boca.

N.A.I: Risorios. Risorio.

Santorini, Doménico: anatomista veneciano, 1681-1737.

MÚSCULO COMPRESOR DE LOS LABIOS DE KRAUSE

Son fibras musculares que se cruzan con las del orbicular de los labios y se dirigen desde la piel a la mucosa.

N.A.I: Rectus Labii. Recto Labial.

F. Krause, Wilhelm, Johann: anatomista alemán, 1838-1910.

BOLA ADIPOSA DE BICHAT

Masa adiposa, muy desarrollada en el niño; se halla situada en el espacio comprendido entre la cara profunda de la piel, por fuera; y la cara externa del músculo bucinador, por dentro.

N.A.I: Corpus Aduposum Bucae. Cuerpo adiposo de la boca.

Bichat, Marie Francois Xavier: anatomista y fisiólogo francés, 1771-1802

CONDUCTO DE RIVINUS

El más voluminoso de los conductos emanados de la glándula sublingual.

Orts Llorca lo enuncia como conducto de Bartholino.

N.A.I: Ductus Sublinguales. Conducto excretor de la glándula sublingual.
Revinus, Augusto Quinirus: anatomista alemán, 1652-1723.

CONDUCTO SE WHARTON
Conducto excretorio de la glándula submaxilar.

N.A.I: Ductus Submandibularis. Conducto excretor de la glándula submaxilar.
Wharton, Thomas: médico y anatomista inglés, 1614-1673.

BOLSA DE FLEISCHMANN
Bolsas serosas, muy discutida su presencia, debajo de la lengua, que rodean al nervio lingual y al nervio hipogloso mayor, a los lados del frenillo.

N.A.I: Bolsa Serosa Sublingual.
Fleismann, Godried: anatomista alemán, 1777-1853

MÚSCULO PETROSALPINGOESTAFILINO DE CHAUSSIER

Músculo pequeño que se extiende desde la base del cráneo hasta el paladar.

N.A.I: Músculo Levator Veli Palatini. Músculo del velo palatino.
Chaussier, Francois: médico francés, 1746-1828.

TUBÉRCULO DE CARABELLI
Tubérculo que se encuentra en la cara interna del primer molar permanente superior.

N.A.I: Tubérculo Molar.
Carabelli, C Georg : dentista de Viena, **1787-1842.**

FIBRAS DE TOMES O DE MARFIL

Fibras que se aprecian en los canalículos del marfil, desde el punto de vista histológico.

N.A.I: Fibras de Marfil.
Tomes, Sir John: dentista inglés, 1836-1895.

LÍNEAS DE CONTORNO DE OWENS

Visto en cortes, el marfil presenta cierto número de líneas curvas y paralelas entre sí, que dividen la masa fundamental en copias múltiples y superpuestas.

N.A.I: Líneas de Contorno.
Owens, Sir Richard: anatomista y paleontólogo inglés, 1804-1892.

LÍNEAS INCREMENTALES DE SALTER

Corresponden a la misma descripción de las líneas de Owens.

N.A.I: Líneas Incrementales.
Salter, Sir James A: dentista inglés, 1825-1897.

SISTEMA DE HAVERS

Las líneas incrementales son la consecuencia de la descripción estratificada del marfil, que se deposita en la pulpa, igual que alrededor del vaso osificante, las laminillas concéntricas que constituyen los sistemas de Havers.

N.A.I: Sistema de Laminillas Concéntricas. Havers, Clopton: anatomista inglés, 1650-1702

ONDULACIONES PRIMARIAS Y SECUNDARIAS DE TOMES

Los canalículos de marfil, no son rectilíneos, en los cortes se aprecian dos tipos de ondulaciones: grandes ondulaciones,

ondulaciones primarias de Tomes, en forma de S itálica; y pequeñas ondulaciones, ondulaciones secundarias de Tomes, menos amplias y numerosas que las precedentes.

N.A.I: Ondulaciones Primarias y Secundarias.
Tomes, Sir John: dentista inglés, 1836-1895.

VAINA DE NEUMAN

Los canalículos de marfil poseen una pared cuticular que se manifiesta mediante la descalcificación; se denomina: Vaina de Neuman.

N.A.I: Pared Cuticular.
Neuman, Ernst: patólogo alemán, 1834-1918.

MEMBRANA DE NASMYTH

El esmalte se halla protegido por una membrana cuticular en toda su superficie; fue descubierta por Nasmyth en 1829.

N.A.I: Cutícula Dentis.
Nasmyth, Alexander: odontólogo escocés en Londres. Siglo XIX.

FIBRAS DE SHARPEY

El cemento protege la raíz, comienza a nivel del vértice de la raíz, donde tiene su máximo desarrollo; el estuche radicular se amolda sobre la porción radicular de la dentina, su cara externa corresponde al ligamento alvéolo-dentario, cuyos fascículos fibrosos penetran profundamente, convirtiéndolos en fibras de Sharpey.

N.A.I: Fascículos Fibrosos alvéolo-dentarios.
Sharpey, Williams: anatomista inglés, 1802-1880.

CONDUCTO DE SERRES

Existe en los dientes temporarios un conducto homólogo al conducto dental del adulto, señalado como conducto de la dentición temporal o conducto de Serres.

N.A.I: Conducto Dental.

Serres, Antoine Etienne Renaud: fisiólogo francés, 1786-1868.

ESPINA DE SPIX

Eminencia ósea en el borde del agujero dentario inferior, para la inserción del ligamento lateral interno.

N.A.I: Língula Mandibulae. Espina Mandibular.

Spix, Johan Baptist: naturalista alemán, 1781-1826.

SENO DE TOURTUAL

Pequeña depresión del fondo de la fosita supra-amigdalina.

N.A.I: Recessus Palatino. Fosita palatina.

Tourtal, C. Th: anatomista alemán del siglo XIX.

PLIEGUE TRIANGULAR DE HIS

La mucosa que cubre el pilar anterior del velo del paladar, se prolonga atrás y abajo, formando un pliegue triangular de vértice superior: el pliegue triangular de His.

N.A.I: Plica Triangularis. Pliegue Triangular.

His, Wilhelm: anatomista alemán, 1831-1904.

ESPACIO PARAAMIGDALINO DE CALAS

Espacio despegable entre la amígdala y el músculo pterigoideo interno.

N.A.I: Espacio paraamigdalino.

Calas,..

TÚNICA PROPIA DE STOHR

Capa subepitelial del lóbulo tonsilar.

N.A.I: Túnica Propia.

Stohr,..

ESTADIO FIBROSO DE RETTERER

Formación fibrosa de la amígdala, en los individuos de edad avanzada.

N.A.I: Formación Fibrosa Amigdalina.

Retterer,...

2 FARINGE

LIGAMENTO PETROSALPINGOFARINGEO DE ESCAT

Ligamento lateral de la faringe: sirve de refuerzo a la túnica fibrosa de la faringe.

N.A.I: Ligamento Petrosalpingofaríngeo.
Ecat,..

TROMPA DE EUSTAQUIO

Conducto extendido entre el oído medio y la pared lateral de la rinofaringe.

N.A.I: Tuba Pharyngotympánica. Conducto Faringotimpánico.
Eustachio, Bartolommeo: anatomista italiano, 1520-1574.

FOSITA DE ROSENMÜLLER

Depresión de la pared de la rinofaríngea, por detrás del orificio tubárico.

N.A.I: Recessus Pharyngius: Receso Faríngeo.
Rosenmüller, Johann Cristhiam: anatomista alemán, 1771-1820.

DIVERTÍCULO DE PERTICK

Desarrollo anormal de la Fosita de Rosenmüller.

N.A.I: Divertículo Faríngeo.
Pertick, Otto: patólogo húngaro, 1852-1913.

FOSITA BUCAL DE SEBILAU

Surco comprendido entre la cara inferior de la lengua y cara interna del maxilar.

N.A.I: Fosita Bucal.

Sebilau, Pierre: cirujano francés, 1860-1953.

ESPACIO SUBGLANDULAR POSTERIOR DE SEBILAU

Limitado, adelante: por la aleta faríngea, por detrás: aponeurosis prevertebral, por dentro de la faringe.

N.A.I: Compartimiento Retroestíleo

Sebilau, Pierre: cirujano francés, 1860-1953.

AMÍGDALA TUBARIA O DE GERLACH

Amígdala faríngea situada a nivel del pabellón de la trompa.

N.A.I: Amígdala Tubaria.

Von Gerlach, Joseph: anatomista alemán, 1820-1896.

BOLSA FARÍNGEA DE LUSCHKA

Investigación de la mucosa faríngea en la parte media de la bóveda de la misma.

N.A.I: Recessus medio de la faringe; bolsa de la faringe.

Von Luschka, Hubert: anatomista alemán, 1820-1875.

3 ESÓFAGO

ESPACIO RETROVISCERAL DE HENKE
Espacio retroesofágico, cuya pared anterior la forma el esófago; y la pared posterior la aponeurósis prevertebral.

N.A.I: Espacio Retroesofágico.
Henke, Wilhelm: anatomista alemán, 1834-1896.

LIGAMENTO INTERPLEURAL DE MORAZOW
Hoja celuloelástica entre el fondo de saco pleural interacigoesofágico y el interaorticoesofágico; generalmente, es inconstante.

N.A.I: Ligamento interpleural.
Morazow,..

LIGAMENTO SUSPENSORIO DEL ESÓFAGO DE GILLETTE
Fibras musculares externas y longitudinales que se separan de la cara posterior de la laringe.

N.A.I: Ligamento suspensorio esofágico.
Gillette (Ver Índice de Autores).

GLÁNDULAS SUPERFICIALES DE HEWLET
Glándulas cardiales esofágicas, situadas por encima de la musculares mucosa del órgano.

N.A.I: Glándulas cardiales esofágicas.
Hawlet, R. Tanner: patólogo inglés, 1865-1940.

DIVERTÍCULO DE ZENKER

Divertículos del esófago en la zona de la unión del esófago y la faringe también llamadas divertículos de pulsión.

N.A.I: Divertículos superiores.

Zenker, Friedrich Albert: patólogo alemán, 1825-1898.

DIVERTÍCULO DE ROKINSKI

Divertículos esofágicos de la cara anterior en la zona epibrónquica.

N.A.I: Divertículos Epibrónquicos.

Rokinski.

4 ESTÓMAGO

ESPACIO SEMILUNAR DE TRAUBE
Parte izquierda de la base del tórax, que corresponde a la zona de sonoridad timpánica del estómago vacío.
N.A.I: Espacio semilunar gástrico.
Traube, Ludwig: médico alemán, 1818-1976.

TRIANGULO DE LABBE
Formado por:
    Borde externo: por el borde costal izquierdo;
    Borde interno: lóbulo izquierdo del hígado;
    Borde inferior: curvatura mayor del estómago.
N.A.I: Nota del Autor: No tiene traducción.
Labbe, León: cirujano francés, 1832-1916.

TRIPOIDE CELÍACO DE HALLER
Modo clásico de terminar el tronco celíaco, arteria coronaria estomáquica, hepática y esplénica.
N.A.I: Troncus Celiacus: Tronco Celíaco.
Von Haller, Albert: fisiólogo y político suizo, 1708-1777.

CISTERNA DE PECQUET
Dilatación linfática donde nace el conducto torácico (ductus thoracicus)
N.A.I: Cisterna Chili. Cisterna del quilo.
Pecquet, Jean: anatomista francés, 1622-1674.

MÚSCULO SUSPENSORIO DE TREITZ
Constituido por fibras lisas que se extienden del ángulo duodeno-yeyunal (flexura duodeno-jejunalis) a los pilares del diafragma.

N.A.I: Músculo Suspensorio del Duodeno.
Treitz, Wenzel: médico austriaco, 1819-1872.

ASA MEMORABLE DE WRISBERG
ASA DE LAIGNEL-LAVASTINE
El neumogástrico derecho: termina en los ganglios semilunares, en forma de un asa; a la derecha, el asa de Wrisberg; a la izquierda, de Laignel-Lavastine.

N.A.I: Rami Coeliaci. Sinister y Dexter. Rama Celíaca izquierda y derecha.
Wrisberg, Heinrich August: anatomista alemán, 1739-1808.

PARS FLACCIDA DE TOLDT
Parte media del epiplón menor.

N.A.I: Parte media del epiplón menor.
Toldt,..

NERVIO DE LATARJET
Nervio principal anterior de la curvatura menor, rama del neumogástrico izquierdo.

N.A.I: Nervio Antral. Nervio principal anterior curvatura menor.
Latarjet, André: anatomista francés, 1877.

TÚNICA VELLOSA DE FALOPIO-TÚNICA GLANDULAR DE WILLIS
Mucosa del estómago.

N.A.I: Túnica Vellosa de la Mucosa Gástrica.
Falloppio, Gabriel: anatomista italiano, 1523-1562.
Willis, Thomas: anatomista inglés, 1621-1675.

HOJAS MUSCULARES DE RENEUET

Prolongaciones de la muscular mucosa, que atraviesan la capa conjuntiva subglandular, se introducen en los intervalos de las glándulas hasta el epitelio.

N.A.I: Prolongaciones de la Muscular-Mucosa Gástrica.
Reneuet,..

LÁMINA DE ZEISS

Delgada lámina que separa la muscularis mucusae de la túnica celular.

N.A.I: Lámina de Separación de Muscularis Mucosa.
Zeiss, Carl: óptico alemán, 1816-1888.

PLEXO PROFUNDO DE TEICHMANN

Conductos linfáticos de la red subglandular de la mucosa gástrica que desembocan en la capa submucosa; el conjunto forma el plexo submucoso de Teichmann.

N.A.I: Plexo Subglandular de la Mucosa Gástrica.
Stawiarski Teichmann, Ludwig: histólogo alemán, 1825-1896.

5 DUODENO

AMPOLLA DE VATER
Dilatación situada en la cara interna de la segunda porción del duodeno; se perciben dos eminencias mamelonadas; la carúncula mayor o de Santorini: papila duodeni mayor o tubérculo de Vater, y la carúncula menor: papila duodeni minor.

N.A.I: Papila duodenal mayor: Papila bilio-pancreática.
Vater, Abraham: anatomista alemán, 1684-1751.

PÁNCREAS MENOR DE WINSLOW
Gancho del páncreas, tubérculo inferior del páncreas; prolongación que envía el páncreas al borde superior de la tercera porción duodenal.

N.A.I: Procesus Uncinatos. Páncreas menor.
Winslow, Jacob Benignus: anatomista danés, 1669-1760.

IMPRESIÓN DUODENAL DE HIS
Huella dejada por la segunda porción duodenal en la cara inferior del lóbulo derecho del hígado.

N.A.I: Huella Duodenal.
His (Ver Índice de Autores).

FOSITA DUODENAL MESOCÓLICA DE JONNESCO.
Situada en la parte superior y externa de la porción ascendente del duodeno.

N.A.I: Fosita Duodenal Superior.

JONNESCO, Thomas: cirujano rumano, 1860-1926.

FOSITA MESENTERICOPARIETAL DE BROESIKE.

Situada en la parte inferior y externa de la porción ascendente del duodeno.

N.A.I: Fosita Duodenal Inferior.

Broesike, Gustav: anatomista alemán del siglo XIX.

FOSITA RETRODUODENAL DE GRUBER – LANDZERT.

Situada detrás del ángulo duodeno-yeyunal.

N.A.I: Fosita Retroduodenal Superior.

Gruber, Wenzel Leopoldo: anatomista bohemio de Rusia, 1814-1890.

Landzert, T.O: anatomista alemán del siglo XIX.

6   MESENTERIO

ÁREA AVASCULAR DE TREVES

Entre la mesentérica superior, la arteria ileocólica y el arco anastomótico-juxtaileal existe un segmento del mesenterio no vascularizado: es el área avascular de Treves

N.A.I: Área Avascular Ileocólica.

Treves, Sir Frederick: cirujano inglés, 1853-1923.

ARCO DE RIOLANO

Anastomosis arterial de la rama izquierda de la cólica derecha con la rama de la arteria cólica izquierda superior.

N.A.I: Anastomosis entre la cólica derecha e izquierda.

Riolano, Jean: médico francés, 1580-1657.

7 INTESTINO DELGADO

VÁLVULAS DE KERKRING
Son repliegues permanentes de la mucosa intestinal que sobresalen en la cavidad del intestino delgado.

N.A.I: Válvulas Conniventes.
Kerkring, Theodorus: anatomista holandés, 1640-1693.

PLACAS DE PEYER
Formación linfoidea que se presenta como folículos dispuestos en grupos.

N.A.I: Folículo Agminado.
Peyer, Johan Conrad: anatomista suizo, 1653-1712.

FASCÍCULOS MUSCULARES DE BRUCKE
MÚSCULOS DE BRUCKE
Fibras musculares en el estroma de la vellosidad intestinal; es el aparato contráctil de la vellosidad.

N.A.I: Músculos de las vellosidades.
Brucke, Ernst: fisiólogo austriaco, 1819-1944.

GLÁNDULAS DE BRUNNER
Glándulas que sólo se encuentran en el duodeno.

N.A.I: Glándulas Duodenales.
Brunner, Johan Conrad: anatomista suizo, 1653-1727.

GLÁNDULAS DE LIEBERKUHN

Se encuentran en toda la longitud del intestino delgado, desde el píloro hasta la válvula ileocecal.

N.A.I: Glándulas Tubulares Simples de la Mucosa Intestinal.
Lieberkuhn, Johan: anatomista alemán, 1771-1765.

PLEXO DE AUERBACH
Plexo nervioso situado entre las dos capas de la túnica musculosa.

N.A.I: Plexo Mientérico o Mesentérico.
Auerbach, Leopold: anatomista alemán, 1828-1897.

PLEXO DE MEISSNER
Plexo nervioso situado en la submucosa.

N.A.I: Plexo Submucoso.
Meissner, Jorge: fisiólogo alemán, 1829-1903.

8 INTESTINO GRUESO

ARCO VASCULAR DE TREITZ

Encuentro de la arteria cólica izquierda superior, o arteria del ángulo esplénico, con la vena mesentérica inferior.

N.A.I: Cruce de la arteria cólica izquierda superior con la vena mesentérica inferior.

Treitz (Ver Índice de Autores).

LA ARTERIA ACIGOS DEL RECTO DE KONSTANTINOJVITCH, LA ARTERIA DORSAL DEL RECTO DE QUENU

Rama de bifurcación de la arteria hemorroidal superior, que irriga la cara posterior de la ampolla rectal.

N.A.I: Arteria Dorsal del Recto.

Konstantinojvitch, Vasili-Von: patólogo ruso contemporáneo.

Quenu, Edouard André: cirujano francés, 1852-1933.

GANGLIOS PARARECTALES DE GEROTA

Ganglios linfáticos del recto, situados a lo largo de la arteria dorsal del recto.

N.A.I: Ganglios Pararectales.

Gerota, Dumitru: anatomista rumano, 1876-1939.

PUNTO CRÍTICO DE SUDECK

La unión del arco más inferior del colon con la arteria

hemorroidal superior, se hace por un ramo que se denomina arteria sigmoidea inferior; representa el punto crítico de Sudeck.

N.A.I: Cruce del arco inferior cólico y la hemorroidal superior.

Sudeck, Paul Herman: cirujano alemán, 1866-1938.

GANGLIOS EPICÓLICOS DE JAMESON Y DOPSON

Nódulos linfáticos aplicados a los arcos parabólicos.

N.A.I: Nódulos Linfáticos Epicólicos.

Jameson, Sir Leander: médico y político escocés, 1853-1917.

VÁLVULA DE BAUHIN O BARRERA DE LOS BOTICARIOS, VÁLVULA ILEOCECAL

Es una eminencia oblonga, alargada de adelante-atrás, que tiene la forma de una cuña, cuya base corresponde a la terminación del intestino delgado; y cuyo vértice o borde cortante, mira al eje del ciego.

N.A.I: Válvula Coli. Válvula ileocecal.

Bauhin, Caspar: anatomista suizo, 1560-1624.

FRENOS DE MORGAGNI

La válvula ileocecal tiene forma semilunar, sus dos extremos o cuernos, se prolongan adelante y atrás, en las paredes del ciego; son los frenos de Morgagni.

N.A.I: Frenuluns dorsale et ventrale válvula coli.

Freno dorsal y ventral de la válvula ileocecal.

Morgagni, Giovanni Batista: famoso anatomista y patólogo italiano, fundador de la anatomía patológica, 1682-1771.

PUNTO DE LANZ

Proyección de la base del apéndice vermicular, a la línea que reúne a las dos espinas ilíacas; anterior y superior, en el tercio extremo de esta línea.

N.A.I: Punto de proyección apendicular.
Lanz, Otto: cirujano de Ámsterdam, 1865-1935.

FOSILLA ILEOCECAL SUPERIOR DE WALDEYER, TREVES, TUFFIER

Ocupa la parte anterosuperior del ángulo ileocecal.

N.A.I: Fosilla cecal superior.
Waldeyer, Wilhelm: anatomista alemán, 1836-1921.
Tuffier, Theodore: cirujano francés, 1857-1929.
Treves (Ver Índice de Autores)

FOSILLA ILEOCECAL INFERIOR DE WALDEYER, TREVES, TUFFIER
FOSILLA ILEOAPENDICULAR DE JONNESCO

Situada en la parte inferior del ángulo ileocecal.

N.A.I: Fosa Ileocecal Inferior.
Waldeyer, Wilhelm: anatomista alemán, 1836-1921.
Treves, Tuffier, Jonnesco (Ver Índice de Autores).

LIGAMENTO CECAL SUPERIOR POR TUFFIER, LIGAMENTO PARIETOCÓLICO DE FREDET, LIGAMENTO LATEROCÓLICO ASCENDENTE POR ALGLAVE

Pliegues peritoneales de las llamadas fositas retrocecales; estos pliegues son: el externo, pliegue parietocecal; el interno, cecomesentérico parietal.

N.A.I: Ligamento Cecal Superior.

Fredet, Pierre: cirujano francés, 1870-1945.
Tuffier (Ver Índice de Autores).

LIGAMENTO ESPLENOMESOCÓLICO DE BUY

Ligamento del plano medio de fijación del ángulo cólico izquierdo, inconstante, variable, representa el borde inferior de los ligamentos gastro y pancreatoesplénico.

N.A.I: Ligamento Esplenomesocólico.
Buy.

HOJILLA DE TOLDT

Hojilla de adosamiento que se interpone entre los vasos cólicos y los órganos retroperitoneales. Representa la hoja posterior del mesocolon primitivo y el peritoneo parietal primitivo.

N.A.I:
Toldt (Ver Índice de Autores).

PRIMERA VÁLVULA DE HOUSTON

Endoscópicamente, el límite superior del recto, es neto, marcado por una estrechez, en forma de válvula: la primera válvula de Houston. Son pseudoválvulas denominadas por Ortz Llorca: válvula de Kohlraush, la estrechez que origina la válvula, es el Isthmus Recti, a la altura de la articulación sacrocoxígea.

N.A.I: Plica Transversa Dextra. Repliegue Transversal Derecho.
Houston, John: cirujano irlandés, 1802-1845.
Kohlraush, Otto Ludwig: médico alemán, 1811-1854.

LÍNEA ANOCUTÁNEA DE HERMANN

Límite inferior del recto; la unión de la piel del perineo con la mucosa rectal.

N.A.I: Línea Anocutánea.
Hermann, Friedrich: anatomista alemán, 1859-1920.

GLÁNDULA DE LUSCHKA

Paraganglio coxígeo, pequeño nódulo redondeado, lobulado, de dos a tres mm de diámetro. Aplicado al extremo posterior del Rafe anocoxígeo, por debajo de la punta del coxis.

N.A.I: Ganglio Coxígeo.
Von Luschka, Hubert: anatomista alemán, 1820-1871.

RECESSUS PARARECTAL DE WALDEYER

Fondo de saco peritoneal que se forma a los lados del recto, al replegarse el peritoneo sobre la pared pélvica.

N.A.I: Fossae Pararectales. Fondo de saco laterorectal.
Waldeyer, Wilhelm: anatomista alemán, 1836-1921.

FONDO DE SACO DE DOUGLAS

En el hombre, reflexión del peritoneo rectal sobre las vísceras prerectales, formándose un fondo de saco profundo, el punto más en declive de la cavidad abdominal; se le denomina fondo de saco vesicorectal (excavatio rectovesicalis). En la mujer, cubre el fondo de saco vaginal posterior y la cara posterior del útero, se le llama fondo de saco rectouterino o de Douglas.

N.A.I: Excavatio Rectovesical en el hombre. Excavación Rectovesical.
Excavatio Rectouterina en la mujer. Excavación Rectouterina.
Douglas, James: anatomista escocés, 1675-1742.

APONEUROSIS DE DENONVILLIERS

Condensación del tejido conjuntivo (paraproctium) entre el recto y la próstata, formando una lámina densa, que es la aponeurosis de Denonvilliers.

N.A.I: Aponeurosis Prostatoperitoneal.

Denonvilliers, Charles P: cirujano francés, 1808-1872.

MÚSCULO RECTOCOCCIGEO DE TREITZ

Pequeño músculo sagital, que nace atrás, en los bordes del cóccix y en el rafe coccianal, se pierde adelante, en la mucosa rectal. Es el retractor ani.

N.A.I: Músculo Rectococcígeo. Retractor del ano.

Treitz (Ver Índice de Autores).

MÚSCULO RECTOURETRAL DE ROUX Y HENLE

Se fija por detrás, en la unión de las porciones pélvica y perineal del recto, adelante, alrededor de la uretra membranosa.

N.A.I: Músculo Rectouretral

Roux, César: cirujano suizo, 1857-1926.

Henle, Friedrich Gustav J: anatomista alemán, uno de los célebres de todos los tiempos, 1809-1885.

COLUMNAS DE MORGAGNI

Relieves longitudinales, que se prolongan hacia arriba, a partir del denominado anulus hemorroidalis, columnas rectas, llamándose Sinus Rectales las depresiones existentes entre ellos.

N.A.I: Columnae Rectales.

Morgagni (Ver Índice de Autores).

LA SIGMOIDEA IMA DE SUDECK

La última de las arterias sigmoideas, se anastomosa con la arteria mesentérica inferior; un vaso pequeño une los dos sistemas, es la anastomosis rectosigmoidea o la sigmoidea ima de Sudeck que desemboca en la mesentérica, se conoce como el punto de Sudeck.

N.A.I: Arteria Sigmoidea.

Sudeck (Ver Índice de Autores).

GLÁNDULAS CIRCUNANALES DE GAY

Glándulas sudoríparas en la piel anorectal.

N.A.I: Glándulas Anales.

Gay, Alexander H: anatomista ruso, 1842-1907.

9 ANEXOS DEL TUBO DIGESTIVO GLANDULAS SALIVALES

RAMILLETE DE RIOLANO

Tres músculos nacen de la apófisis estilóides:
Estilo faríngeo, estilogloso, estilohiodeo.

N.A.I: Músculus Styloglossus = estilogloso.
Músculus Stylohyodues = estilohiodeo.
Músculos Stylofaringeus = estilofaríngeo.
Riolano, (Ver Índice de Autores).

CONDUCTO DE STENON

Conducto excretorio de la glándula parótida.

N.A.I: Ductus Parotideus.
Stenon o Stensen, Niels: anatomista danés, 1638-1686.

CAPA GENERATRIZ DE RENAUT

Capa profunda del epitelio de la glándula parotídea.

N.A.I: Capa profunda epitelial parotídea.
Renaut, Joseph Louis: médico francés, 1844-1917.

TRIÁNGULO DE BECLARD

Relación de la cara posterior de la glándula submaxilar; límites: arriba, vientre posterior del digástrico; abajo, hueso hioides; atrás, borde posterior del hiogloso.

N.A.I: Nota del Autor. No tiene traducción.
Beclard, Pierre A: anatomista francés, 1785-1825.

TRIÁNGULO DE PIROGOFF

Limitado: adelante, borde posterior del milohiodeo; atrás, vientre posterior del digástrico, arriba, el nervio hipogloso mayor, sitio por donde pasa la arteria lingual, oculta por el hiogloso.

N.A.I: Nota del Autor: No tiene traducción.

Pirogoff, Nicolai Ivanovich: cirujano ruso, 1810-1881.

SEMILUNAS DE GIANUZZI

En la estructura anatómica de la glándula submaxilar, hay acinos con células mucosas y serosas. Las células aplanadas contra el fondo del acino, por las células mucosas, constituyen las semilunas de Gianuzzi.

N.A.I: Células del acino submaxilar.

Gianuzzi, Giuseppe: fisiólogo italiano, 1839-1876.

GLÁNDULAS SUBLINGUALIS MAYOR DE STOEHR

Glándula sublingual principal. Tiene un conducto único excretor, que se denomina conducto de Rivinus o Bartholín.

N.A.I: Glándula sublinguales pars mayor. Glándula sublingual mayor.

Bartholín, Casper: anatomista dinamarqués, 1655-1738.

GLÁNDULAS SUBLINGUALIS MINOR DE STOEHR

Glándulas sublinguales accesorias. Cada una de ellas, posee un conducto excretorio que se denomina conductos de Walther.

N.A.I: Glándula sublinguales pars minor: Glándula sublingual menor.

Walter, August Friedrich: anatomista alemán, 1688-1746.

LÓBULO DE SPIEGHEL

Parte posterior de la zona media de la cara inferior del hígado, inmediatamente posterior al surco horizontal (porta hepatis) o hilio del hígado (bilium hepatis).

N.A.I: Lobus Caudatus Hepatis: Lóbulo caudado. Eminencia porta posterior.

Spieghel, Adrián Van Der: anatomista flamenco, 1578-1625.

CONDUCTO VENOSO DE ARANZIO

Situado en la cara inferior del hígado, en el surco anteroposterior izquierdo (fisura Sagittalis Siniestra); parte dorsal, que contiene en el feto al conducto venoso (ductus venosi), luego se transforma en un cordón fibroso, la chorna ductus venosi.

N.A.I: Ductus Venosi: Conducto Venoso.

Aranzio, Dulio César: anatomista italiano, 1530-1589.
Profesor en Bolonia, se dedicó a la anatomía del feto.

TUBER OMENTALE DE HIS

Por fuera del extremo izquierdo del surco transverso (porta hepatis), se comprueba, a veces una eminencia redondeada, que se denomina tubérculo epiploico del hígado.

N.A.I: Tubérculo Epiploico del Hígado.

His, Wilhelm: anatomista alemán, 1831-1904. Profesor de anatomía y fisiología de Leipzig y Basilea.
Descubrió el miotomo para prácticas de estudio místico.
His, Wilhelm: patólogo alemán. Hijo del anterior, nacido en Basilea, en 1863, y muerto en 1934. Estudió particularmente, fisiología del corazón, descubriendo el fascículo que lleva su

nombre (fascículo de His).

COLLICULUS CAUDATUS DE HALLER

Prolongación en forma de arita o cola, del reborde retrohiliar, del lóbulo caudado.

N.A.I: Procesus Caudatus. Tubérculo caudado.
Von Haller, A: fisiólogo, anatomista, naturalista y poeta suizo, nacido en Berna, 1708-1777. Ha sido considerado como el fundador de la fisiología moderna.

CÁPSULA DE GLISSON

Capa de tejido conjuntivo que recubre a la glándula hepática y rodea a los elementos del hilio.

N.A.I: Capsulae Hepatis. Cápsula Hepática.
Glisson, Francis: clínico y anatomista inglés, 1597-1677. Uno de los más grandes clínicos del siglo XVII. Sucedió a Harvey y fue catedrático de medicina en Cambridge. Escribió la Anatomía Hepatis (1654), en la que da la primera descripción de la cápsula del hígado, que lleva su nombre.

HIATO DE WINSLOW

Orificio que comunica la cavidad retrogástrica con la gran cavidad peritoneal. Limitado, adelante: borde derecho libre del epiplón menor (pars hepatoduodenalis); dorsalmente, por el peritoneo que cubre la pared abdominal posterior que tapiza en este nivel, a la vena cava inferior (vena cava caudal), distalmente, por el peritoneo que pasa de la pared abdominal posterior a la cara dorsal de la primera porción duodenal.

N.A.I: Foramen epiploicum. Orificio epiploico.
Winslow, J.B: anatomista danés, nacido en Odense (Fionia) 1619; y muerto en París, en 1760. Era sobrino-nieto del anatomista del anatomista sueco Stenon. En 1732, publicó su

Exposición Anatomique de la Structure du Corpus Humain. En ella demuestra que el Foramen Epiploico es una estructura anatómica normal.

PANCREÁTICA MAGNA DE HALLER

Rama de la arteria hepática que camina por la cara posterior del istmo del páncreas; de allí que se le denomine también pancreática ístmica.

N.A.I: Pancreática Ístmica.

Haller (Ver Índice de Autores).

ESTRELLA DE HERING

El vaso eferente del lobulillo hepático, se origina en la proximidad de la base de éste, confluyen en un mismo punto, algunos capilares que se disponen en radios, formando en conjunto una especie de estrella: Estrella de Hering.

N.A.I: Capilares Radiados.

Hering, H.E: patólogo alemán, nacido en 1866.

GLÁNDULAS DE LUSCHKA

Existen en la mucosa de la vesícula biliar, glándulas o criptas de tipo mucosa: Las glándulas de Luschka.

N.A.I: Glandulae Mucosae Biliosae. Glándulas de la Mucosa Vesicular.

Von Luschka, Hubert: anatomista alemán, nacido en Constanza y muerto en Tubinga, 1820-1875.

Descubrió la abertura semilunar entre la válvula de Tarín, y la língula, en el ángulo lateral del IV ventrículo.

VÁLVULAS DE HEISTER

En el interior del conducto cístico, se aprecian válvulas, que corresponden a porciones estrechas e interceptan porciones más anchas; estas válvulas, se designan con el nombre de Válvulas de Heister.

N.A.I: Válvula Spiralis. Válvula Espiral.
Heister, Lorenz: cirujano y anatomista alemán, nacido en Francfort, 1683-1758. Descubrió el seno yugular externo (Divertículo de Heister) y los pliegues del conducto cístico.

ESFÍNTER DE ODDI
Anillo contráctil, formado por fibras musculares transversales, en el extremo inferior del colédoco.

N.A.I: Sphinter Ampullae Hepato Pancreaticae Musculus Complexus. Músculo Dilatador de la Papila.
Oddi, Ruggiero: médico italiano del siglo XIX.

CONDUCTO DE WIRSUNG
Recorre el páncreas, desde la cola a la cabeza, es el principal conducto excretor del páncreas. Ofrece como el colédoco, en su porción Terminal, un anillo de fibras musculares lisas: el esfínter del conducto de Wirsung.

N.A.I: Ductus Pancreaticus: Conducto excretor principal del páncreas.
Wirsung, Hans Georg: anatomista alemán, nacido en Augusta (Baviera), 1600-1643.

CONDUCTO DE SANTORINI
Conducto accesorio, situado en la parte superior de la cabeza del páncreas. Termina en el duodeno, en la llamada carúncula menor de Santorini.

N.A.I: Ductus Pancreaticus Accesorius: Conducto Pancreático Accesorio.
Santorini, Giovanni Doménico: anatomista veneciano, 1681-

1737.

BORDE INTERMEDIO DE LUSCHKA
Borde interno de la glándula esplénica o Lien.

N.A.I: Borde Interno Esplénico.
Luschka, Hubert (Ver Índice de Autores).

CÁPSULA DE MALPIGHI
Cápsula fibrosa que rodea a la glándula esplénica.

N.A.I: Cápsula Lienis. Cápsula Liénica
Malpighi, Marcello: anatomista y patólogo italiano, nacido en Crevalcore, 1628-1694. Fue el primero en usar el microscopio para estudiar los tejidos; se considera que fue el fundador de la anatomía microscópica. Publicó: De Anatomía Plantarum. Descubrió la célula como fundamento de todo órgano vivo; descubrió las capas de la piel, los nódulos linfáticos del brazo y el glomérulo renal.

CORPÚSCULO DE MALPIGHI
Constituidos por tejidos linfoide que parecen pequeñas masa redondeadas. Su constitución es similar a la folicular de los ganglios.

N.A.I: Noduli Lymphatici Lienalis. Corpusculum Lienale. Nódulo Linfático Lienal.
Malpighi, Marcello (Ver Índice de Autores).

CORDONES DE BILLROTH
Malla reticular en el interior del Lien.

N.A.I: Cordones Reticularis. Cordón Reticular.
Billroth, Theodor: cirujano vienés, nacido en Bergen, 1829-1894. Publicó trabajos sobre el meningocele y el linfoma

maligno. Fue un gran cirujano, que se recuerda más por sus valiosos aportes en la cirugía gástrica. Su obra principal: "Die Allgemeine Chirurgische Pathologie und Therapie" 1863.

10 APARATO UROGENITAL

PIRÁMIDES DE MALPIGHI
Conos triangulares, localizados en la zona medular del riñón, cuyos vértices están dirigidos hacia los cálices.

N.A.I: Pirámides Renales.
Malpighi, Marcello (Ver Índice de Autores).

CORPÚSCULOS DE MALPIGHI
Pequeños corpúsculos situados en la zona cortical, en cuyo interior se asienta el glomérulo.

N.A.I: Glomérulo Renis. Corpusculum Renis. Glomérulo Renal.
Malphigi, Marcello (Ver Índice de Autores)

PIRÁMIDES DE FERREIN O RADIOS MEDULARES DE LUDWIG
Debajo de los corpúsculos de Malpighi, se encuentran los territorios alargados, en forma de finos radios, son las pirámides de Ferrien.

N.A.I: Pars Radiata. Parte Radial.
Ferrien, Antoine: anatomista francés, 1683-1769.
Ludwig, Carl Friederich: fisiólogo alemán, 1816-1895. Fue el descubridor de los espacios entre las columnas de Bertein.

LÁMINA RETRORENAL DE ZUCKERKLAND
Cápsula fibroadiposa que rodea al riñon; y que sitúa a éste, entre la pared abdominal posterior y el peritoneo parietal

posterior por delante.

N.A.I: **Lámina Retrorenal.** **Fascia Retrorenalis.**
Aponeurosis Retrorenal.
Zuckerkland, Emil: anatomista vienés, 1849-1910

PELOTON ADIPOSO PARARENAL DE GEROTA
Acúmulo de grasa situado en el espacio retrorenal, que se extiende desde el diafragma hasta la pelvis menor.

N.A.I: Grasa Pararenal. Cápsula Adiposa Renis.
Gerota, Dumitru: anatomista rumano, 1867-1939.

ASA DE HENLE
Después del túbulo contorneado, sigue un asa delgada, que posee dos ramas: ascendente y descendente.

N.A.I: Pars Recta. Parte Recta
Henle, Friedrich Gustav Jacob: anatomista e histólogo alemán, 1809-1885. En 1886, empezó a publicar su "Handbuch Der Systematischen Anatomie; en el cual, considera al cuerpo humano desde un punto de vista arquitectónico.

TUBO DE BELLINI
Inmediatamente después del asa de Henle, la orina va a un tubo excretorio, el tubo de Bellini, que desciende a la pirámide de Malpighi, luego al vértice de la papila, para abrirse a los cálices.

N.A.I: Conductos Colectorios.
Bellini, Lorenzo: anatomista italiano, 1643-1704.

ESTRELLAS DE VERHEYEN
En cada pirámide renal, se observan dos clases de venas:

ascendentes y descendentes; las descendentes son las interlobulillares, constituyen grupos distintos, que se dirigen a un centro común, a manera de radios convergentes; así, forman un conjunto, una especie de estrella: estrellas de Verheyen.

N.A.I: Venullae Stellatae Renis. Venas Estrelladas Renales.
Verheyen, Phillippe: anatomista flamenco, 1648-1710.

PELVIS EN CORNAMUZA DE BAZY
Pelvis renal de forma ampollar, muy ensanchada.

N.A.I: Pelvis en Cornamuza.
Bazy (Ver Índice de Autores).

HUSO PRINCIPAL DE SCHWALBE
En anatomía topográfica, corresponde a la porción lumbar del uréter, de ocho a nueve centímetros (8 a 9 cm) de longitud, llega hasta la cresta ilíaca; corresponde a un ensanchamiento.

N.A.I: Porción Lumbar del uréter. Huso Lumbar.
Schwalde (Ver Índice de Autores).

HUSO ACCESORIO DE SCHWALBE
El segundo ensanchamiento del uréter, desde la cresta ilíaca hasta la porción intramural.

N.A.I: Huso Pélvico. Uréter Pélvico.
Schwalbe, Gustav: anatomista alemán, 1841-1916

TRIÁNGULO DE MARCILLE
Límites, adentro: quinta vértebra lumbar; afuera: borde interno del psoas; abajo: borde superior de la aleta sacra; en

su área se encuentran la arteria ileolumbar y el tronco lumbosacro.

N.A.I: Nota del Autor: No tiene traducción.
Marcille, Maurice: 1871-1941.

CAVIDAD DE RETZIUS

Entre la vejiga y el anillo pélvico, se encuentra un amplio espacio relleno por tejido conjuntivo laxo, provisto de láminas adiposas y abundante red venosa.

N.A.I: Spatium prevesicalae: Espacio vesical. Spatium retropuvicum.
Retzius, Anders Adolf: anatomista sueco, 1769-1860.

TRIÁNGULO O TRÍGONO DE LIETAUD

Triángulo formado en su parte superior, por los dos orificios ureterales; y el cuello vesical; abajo, forman en la mucosa vesical los tres ángulos del triángulo de Lietaud.

N.A.I: Trigonum Vesicae: Trígono Vesical.
Lietaud, Joseph: anatomista francés, 1703-1780.
Describió además del trígono vesical, el seno recto, la úvula vesical.

PLEXO DE SANTORINI

Las venas vesicales anteriores, terminan por delante de la vejiga, en el plexo de Santorini, situado por debajo de la sínfisis púbica.

N.A.I: Plexo Venoso Prevesical.
Santorini (Ver Índice de Autores).

ESPACIO SUBPÚBICO DE LEISSER

Espacio limitado por la cara posterior del músculo recto del abdomen, la fascia trasversalis por atrás; y abajo, por el borde superior del pubis.

Leisser (Ver Índice de Autores).

REPLIEGUES DE DOUGLAS

El fondo de saco peritoneal vesicorectal, está limitado lateralmente y arriba, por dos pequeños repliegues de forma semilunar, que van de la vejiga al recto: son los repliegues de Douglas.

N.A.I: Repliegue Vesicorectal. Plica Vesicaerectae.

Douglas, James: anatomista escocés, 1675-1742.
Sus obras importantes: "Description of the peritoneun ando f the membrana cellularis which is on its outside, y Comparative description of all the muscle in a man and in a quadruped".

GLÁNDULAS DE MERY Y DE COWPER

Glándulas bulborectales, pequeña masa redondeada, situada detrás de la base del bulbo, en el espacio angular que forma esta base con la porción membranosa de la uretra.

N.A.I: Glándulas Bulbouretralis: Glándulas Bulbouretrales.
Mery, Jean: anatomista francés, 1645-1722.
Cowper, Williams: cirujano inglés, 1666-1709.

LAGUNAS DE MORGAGNI

La superficie interior de la uretra esponjosa, presenta un sistema de orificios, descritos por Morgagni en 1706; llamados desde entonces lagunas o senos de Morgagni.

N.A.I: Glándulas Uretrales.
Morgagni, Giambattista: anatomopatólogo italiano, nacido en

Fonli, 1682-1771. Se le considera el fundador de la anatomía patológica. Ocupó durante 56 años, la Cátedra de Anatomía de Padua. Publicó a los 79 años de edad, su gran obra: De Sedibus Et Causis Morborum, que apareció en 1761.

VÁLVULA DE GUERIN

Se encuentra situada en la pared superior de la uretra esponjosa, a dos centímetros (2 cm) por detrás del meato; descrita por Guerin en 1849 como repliegue valvular, por encima de esta vávula y, entre ella y la pared superior de la uretra, hay un fondo de saco de 6 a 12 mm de profundidad, denominado fondo de saco o seno de Guerin.

N.A.I: Pliegue Uretral.
Guerin, Alphonse F. Marie: cirujano francés, 1816-1895. Autor de importantes trabajos sobre órganos genitales.

ESFÍNTER INTERNO DE HENLE

Las fibras musculares circulares de la uretra, son continuación de las de la vejiga, han sido llamadas esfínter de la vejiga; pero por sus relaciones, corresponden a la uretra: es el esfínter interno de Henle.

N.A.I: Esfínter Interno de la Uretra.
Henle (Ver Índice de Autores).

MÚSCULO DE GUTHRIE Y MÚSCULO DE WILSON

Los autores actuales no conceden a estos músculos entidad verdadera. El músculo de Guthrie o transverso profundo, situado encima del transverso superficial, músculo periuretral que se inserta en la vaina isquiopúbica y, se fija por otro lado, en las caras laterales y anteriores de las porciones membranosas de la uretra. El músculo de Wilson, más discutido todavía que el músculo de Guthrie, fibras musculares que descienden de la sínfisis isquiopubiana y abraza la parte superior de la uretra membranosa. Las dos pertenecen al músculo esfínter externo de la uretra.

N.A.I: Musculus Sphinter Uretrae: Músculo esfínter estriado de la uretra.

Guthrie, George J: cirujano inglés, 1785-1856.
Wilson, James: cirujano inglés, 1765-1821.

HIDATIDE DE MORGAGNI

Son dos pequeños apéndices; uno pediculado y otro sésil, que se desarrollan en la parte anterior del testículo y del epidídimo. La sésil es considerada representante del extremo peritoneal del conducto de Müller. La pediculada no está perfectamente dilucidada.

N.A.I: Apendix Testis: Apéndice Testicular. Hidátide Pediculada.
Morgagni (Ver Índice de Autores).

CUERPO DE HIGHMORO

Engrosamiento de la albugínea testicular,en el borde posterosuperior de la glándula y en la parte media de este borde, que se denomina cuerpo de Highmoro.

N.A.I: Mediastinum Testis. Mediastino Testicular.
Highmoro, Nathaniel: anatomista inglés, nacido en Fordinbrige, muerto en Sherbun, 1613-1685. Su obra más importante: "Disquisitio Corporis Humani Anatómica.

RED DE HALLER

En el cuerpo de Highmoro, se localizan vasos sanguíneos y una red de pequeños conductos espermáticos, llamados red de Haller.

N.A.I: Rete Tewstis o Rete Vasculosum Testis. Red Vascular Testicular.
Haller (Ver Índice de Autores).

ÓRGANO DE GIRALDES

Órgano rudimentario, situado en la parte anterior del cordón espermático, por encima de la cabeza del epidídimo; es el paraepidídimo de Waldeyer y paraepidídimo de Henle.

N.A.I: Apendix Epididymidis. Apéndice del Epidídimo.
Giradles, J. Albin: cirujano portugués de París, 1810-1875.

VAS ABERRANS DE HALLER

El epidídimo en su recorrido, recibe un número determinado de conductillos terminados en fondos de saco. Son los vasa averrantía del epidídimo, el más constante llega al epidídimo a nivel de la cola; a éste se ha denominado el Vas Averrans de Haller.

N.A.I: Vaso Aberrante Epididimario.
Haller (Ver Índice de Autores).

FASCIA DE COOPER

El dartos está cubierto por su cara profunda, por una capa celulosa: la fascia de Cooper.

N.A.I: Fascie Cremastérica. Espermática Externa.
Cooper, Sir Astley Paston: cirujano inglés, 1768-1841. Nacido en Brooke. Fue cirujano anatomista de mucha fama. Disecó durante todos los días de su vida.

PLEXO MIOESPERMATICO DE SCLAVOUNOS

Plexo nervioso destinado a la única musculosa del conducto

deferente.

N.A.I: Plexo Mioespermático.

LIGAMENTO FIBROSO DEL PENE DE LUSCHKA

N.A.I: Hiendiforme Penis. Ligamento Fibroso del Pene.
Luschka (Ver Índice de Autores).

VENAS CIRCUNFLEJAS DE KOHLRAUSCH

Las venas de los cuerpos cavernosos, se dividen en superiores, inferiores, anteriores y posteriores. Las venas inferiores reciben las venas de la parte superior del cuerpo esponjoso; luego rodean a los cuerpos cavernosos de derecha a izquierda, estas son denominadas las venas circunflejas de Kohlrausch.

N.A.I: Venas Circunflejas de los cuerpos cavernosos.
Kohlrausch, Otto Ludwig Bernhard: Patólogo Alemán, 1811-1854. Lleva su nombre, la válvula de Houston más prominente.

CURVA DE MERCKEL O ANGULO DE DIXON

Curva pronunciada de la pared uretral posterior prostática.

N.A.I: Seno Prostático.
Merckel, Carl: anatomista alemán, 1812-1876.
Dixon, médico inglés.

CÁSCARA O ZONA DE RETZIUS

El estroma conjuntivo muscular de la glándula prostática, forma alrededor de ella una cáscara de capas concéntricas; es la cáscara o zona de Retzius.

N.A.I: Cápsula Prostatae. Cápsula Prostática.
Retzius (Ver Índice de Autores).

LIGAMENTO TRANSVERSO DE HENLE

El fondo del compartimiento prostático está formado por tres formaciones transversales en el plano perineal, una de ellas es el ligamento transverso de Henle.

N.A.I: Ligamento Transverso

Henle (Ver Índice de Autores).

HOJA ISQUIOPREURETROPROSTÁTICA DE FARABEUF

En el compartimiento prostático, en la pared anterior, se encuentra una lámina, que se pierde en contacto con el cuello vesical. Es la lámina en contacto con el cuello vesical. Es la lámina preprostática, hoja isquiouretroprostática de Farabeuf o también llamada lámina de Zuckerkandl.

N.A.I: Lámina Preprostática.

Farabeuf, Louis: cirujano francés, 1841-1910. Profesor de Anatomía de la Facultad de Medicina de París. Publicó varios libros sobre cirugía y obstetricia.

Zuckerkandl. Emil: anatomista vienés, 1849-1910.

ESPACIO DESPEGABLE DE QUENCE Y HARTMANN

Tejido celular prerectal, fácilmente despegable.

N.A.I: Tejido Prerectal.

Quince, Eduoard André: cirujano francés, 1852-1933.

Hartmann, Robert: anatomista alemán, 1831-1893.

MÚSCULO TRANSVERSO SUPERFICIAL DE CRUVEILHIER

Músculo transverso superficial del perineo, se extiende desde la tuberosidad del isquión a la línea media.

N.A.I: Transversus Perineo Superficiales. Transverso Perineal Superficial.

Cruveilhier, Jean: patólogo francés, 1791-1874.

MÚSCULO DE HOUSTON

Las fibras más anteriores del músculo bulbo cavernoso (bulbospongiosus masculinus), que rodean la poción esponjosa de la uretra y el cuerpo cavernoso correspondiente.

N.A.I: Musculi Compressor Bulbo. Musculus Compresor Venae Dosnsaus Penis. Músculo Compresor de la Vena Dorsal del Pene.

Houston (Ver Índice de Autores).

NERVIO ESFINTERIANO MEDIO DE QUENU Y HARTMANN

La inervación del esfínter externo del ano, proviene del III y IV pares sacros; corresponde al nervio anal, denominado también, nervio esfinteriano medio de Quénu y Hartmann. Por otra parte, el nervio pudendo interno, da al esfínter algunos filetes; son los nervios esfinterianos anteriores de Quénu y Hartmann.

N.A.I: Nervi Perineales. Nervio Pudendo Interno. Nervi Rectalis Inferiores: Nervio Anal.

Quénu (Ver Índice de Autores).
Hartmann (Ver Índice de Autores).

LIGAMENTO PERINEAL DE CARCASSONE

La aponeurosis perineal media, está situada por encima de los músculos: transverso superficial del periné, isquiocavernoso y bulbocavernoso; tiene forma triangular y llena el espacio isquiopubiano. Lo denominan también: ligamento triangular de la uretra de Colles; diafragma urogenital de Henle y

Farabeuf.

N.A.I: Ligamentum Transversus Perineo. Aponeurosis Perineal Media.

Carcassone, Bernard: cirujano francés, 1728-1802.

Colles, Abraham: anatomista y cirujano irlandés, 1773-1843. Profesor de Anatomía del Colegio de Cirujanos de Irlanda.

CONDUCTO DE ALCOCG

La arteria pudenda interna, sale de la pelvis por la escotadura ciática mayor, cuando atraviesa el músculo obturador, lo hace en un conducto, comprendido en el espesor de la aponeurosis de envoltura de este músculo; es el conducto de Alcocg.

N.A.I: Canalis Pudendalis (Alcocki). Canal de los vasos y nervios pudendos.

Alcocg, Thomas: anatomista inglés, 1784-1833.

11 ÓRGANOS GENITALES DE LA MUJER

CUERPOS AMARILLOS ATRÉSICOS DE KOLIKER

Cicatrices en el ovario, que resultan de folículos de Graaf, que no han llegado a la maduración: son los cuerpos amarillos atrésicos de Koliker

N.A.I: Cuerpos Fibrosos.

Von Koliker, Rudolph Albert: anatomista suizo, 1817-1905. Publicó un Handbuch der Gewebelebre Fur Aertze and Studierende.

LIGAMENTO REDONDO SUPERIOR DE ROUGET
LIGAMENTO INFUNDÍBULO PÉLVICO DE HENLE
LIGAMENTO SUSPENSORIO
LIGAMENTO LUMBOOVÁRICO O LIGAMENTO ILEOOVÁRICO

Es el medio de fijación más eficaz del ovario. Repliegue más o menos saliente, que desciende de la región pelviana lateral a la parte externa del ligamento ancho. Hacia la derecha, su parte superior se encuentra sobre el hueso del apéndice y lo han denominado ligamento apendículo-ovárico de Clado.

N.A.I: Ligamentum Suspensorium Ovario. Ligamento Lumboovárico.

Rouget, Antoine D: fisiólogo francés del siglo XIX.
Clado: ginecólogo francés, 1856-1905.

FOSITA OVÁRICA DE KRAUSE

La cara externa del ovario corresponde a la fosita ovárica, cuyos límites son los siguientes: atrás, los vasos hipogástricos y el uréter que le pasa encima de ellos; por delante: inserción pélvica del ligamento ancho; abajo: el origen de las arterias umbilical y uterina, descrita en 1841.

N.A.I: Fosita Ovárica.
Krause, Kart Friedrich Theodor: anatomista alemán, nacido y muerto en Hannover, 1797-1868. Escribió: Handbuch der Menschliche Anatomie.

FOSITA OVÁRICA DE CLAUDIUS

En 1865, Claudius asignó otra fosita al ovario, limitada: adelante: por el uréter y la arteria uterina: atrás: por el borde sacro. Muy frecuentemente esta posición, en la multípara.

N.A.-I: Fosita Ovárica.
Claudius, Friedrich Matthias: anatomista austríaco, 1822-1869.

FOLÍCULOS DE GRAAF

Los folículos de Graaf, situados en la sustancia cortical del ovario, llamados también folículos ováricos, están constituidos por un óvulo o célula genital femenina.

N.A.I: Ovarici (oophori) Vesiculosi: Folículos vesiculosos del ovario.
Graaf, Reiner De: anatomista alemán, 1641-1673.

LA LÍNEA DE FARRE-WALDEYER

La periferia del ovario tiene una capa epitelial que se continúa en el hilio del órgano con el endotelio peritoneal, siguiendo una línea sinuosa: la línea de Farré-Waldeyer.

N.A.I: Línea blanca ovárica.
Farré, Arthur Frederick: ginecólogo inglés, 1814-1889.
Waldeyer, Wilhelm: anatomista alemán, 1836-1921.

TROMPAS DE FALOPIO
Son dos conductos, derecho-izquierdo, que se extienden del extremo del ovario al ángulo superior del útero.

N.A.I: Tuba Uterina. Oviductos.
Falopio, Gabrielle: anatomista italiano, 1523-1562.
Calificado como el primero de los anatomistas italianos. Sucedió a Vesalio en la Cátedra de Padua. Describió las arterias cerebrales, el clítoris, el arco crural. Su obra, publicada en Venecia, en 1561, se llama: "Observaciones Anatómicas".

ISTMO DE BARKOW
El cuerpo de la trompa uterina, en su parte interna, se denomina Istmo de Barkow.

N.A.I: Isthmus Tubac Uterinae: Istmo de la trompa uterina.
Barkow, Hans: anatomista alemán, 1798-1873.

MESOMETRIO O PARAMETRIO DE WIRCHOW
Entre las dos hojas del ligamento ancho, entre ellas y el suelo pélvico, se desarrolla capa abundante de tejido celular, con los vasos y nervios del útero, es el meso propiamente del útero.

N.A.I: Mesometrium: Mesometrio.
Wirchow, Rudolf Ludwig Carl: patólogo alemán, 1821-1902.

MESENTERIO CELULAR DEL LIGAMENTO REDONDO DE GUBAROW
Son fibras conjuntivas, del ligamento redondo, emanadas de la armazón del ligamento ancho.

N.A.I: Fibras Conjuntivas del Ligamento Redondo.
Gubarow (Ver Índice de Autores).

FOSITA PREOVÁRICA DE WALDEYER

Situada por encima y detrás del ligamento ancho; entre la trompa y el ligamento.

N.A.I: Fosita Preovárica.
Waldeyer (Ver Índice de Autores).

PELOTONES ADIPOSOS O TAPONES ADIPOSOS DE IMLACH

Paquetes adiposos que rodean al ligamento redondo, en su posición preinguinal, cerca del orificio externo del trayecto inguinal.

N.A.I: Masa Adiposa Inguinal.
Imlach, Francis: médico escocés, 1819-1891.

LIGAMENTO POSTERIOR O REPLIEGUES DE DOUGLAS

Pliegues peritoneales que se extienden de la cara posterior del cuello o del istmo del útero a la pared pélvica, rodeando al recto.

N.A.I: Ligamento útero-sacros.
Douglas, James: anatomista escocés, 1675-1742.

TORUS UTERINOS O LIGAMENTO DE J. L. PETIT

Eminencia transversal que unen, en la cara posterior del cuello uterino, los ligamentos útero-sacros.

N.A.I: Eminencia inter-útero-sacro.
Petit Jean Louis: cirujano francés, 1674-1750. Primer Presidente de la Academia de Cirugía.

MÚSCULO RETRACTOR DEL ÚTERO DE LUSCHKA

Fibras musculares lisas, que en los ligamentos uterosacros, pueden desarrollarse y forman el músculo retractor del útero de Luschka.

N.A.I: Músculo Retractor del Útero.

Luschka (Ver Índice de Autores).

PARAMETRIO DE VIRCHOW, LIGAMENTO TRANSVERSO DE MACKENROTH

Sistema transversal de unión del cuello uterino y la cúpula vaginal a las paredes pélvicas.

N.A.I: Ligamentum Cardinale Uteri: Ligamento Transverso del Útero.

Luschka (Ver Índice de Autores).

Mackenroth, o Mackenrotd, A. Charles: ginecólogo alemán, 1859-1909.

CONDUCTO DE GATNER

Vestigio del conducto de Wolff, incluido en el borde lateral del útero.

N.A.I: Nota del Autor: No tiene traducción

Gatner, Hermán Treschow: anatomista dinamarqués, 1787-1827.

HUEVOS DE NABOTH

En la mucosa del cuello uterino, existen glándulas mucíparas, que forman a veces quistes.

N.A.I: Quistes de Retención.

Naboth, Martín: anatomista sajón, nacido en Kalan, 1675-1712. Profesor de Medicina y Química en Leipzig.

CUERPO DE ROSENMÜLLER

Situado entre el ovario y la trompa, en el espesor de la aleta superior del ligamento ancho. Representa morfológicamente, la porción sexual del cuerpo de Wolf. Su homólogo en el hombre: el conducto del epidídimo. Se denomina también como epovario de His. Epoóforon o epoóforo de Waldeyer.

N.A.I: Epoophoron: Paraovario.

Rosenmüller, Johan Cristian: anatomista alemán, 1771-1820.

PARAOVARIO DE WALDEYER

Serie de granos, amarillos, situados a sí mismo, en el ala superior del ligamento ancho, por dentro del cuerpo de Rosenmüller. Falta en el adulto; homólogo en el hombre: cuerpo de Giradles.

N.A.I: Epoophoron: Paraovario.

Waldeyer (Ver Índice de Autores)

HIDATIDE PEDICULADA DE MORGAGNI

Pequeña vesícula redondeada, suspendida en el borde externo del pabellón de la trompa uterina. Es un resto del cuerpo de Wolf.

N.A.I: Appendix Vesicalosus. Apéndice Vesiculoso.

Morgagni (Ver Índice de Autores)

TRÍGONO VAGINAL DE PAWLIK O TRÍGONO DE PAWLIK

Situado en la pared anterior vaginal, formados por un repliegue mucoso transversal en la parte superior; y abajo, la división de la columna anterior de la vagina. Estos tres repliegues limitan esta zona triangular.

N.A.I: Trígono Vaginal.

Pawlik, Karel J: Ginecólogo de Praga, 1849-1914.

MONTE DE VENUS

Prominencia celuloadiposa, en la parte anterior del pubis femenino, por encima de la vulva.

N.A.I: Mons Pubis. Monte Púbico.

Venus, Diosa del Amor. Nació de Espuma del Mar.

CONDUCTOS DE SKENE

Independientemente de las glándulas, se encuentran en la región del vestíbulo dos conductos, derecho e izquierdo, que se abren en la proximidad del meato. Se consideran como representantes de las extremidades inferiores de los conductos de Wolf.

N.A.I: Conductos Yuxtauretrales.

Skene, Alexander J: ginecólogo norteamericano.

GLANDULAS DE BARTHOLIN

Glándulas vulvovaginales, son mucíparas, desembocan en el fondo del conducto vulvar.

N.A.I: Glándulas Vestibularis Mayor.

Bartholín, Casper: anatomista y médico danés, hijo de Thomas, nacido en Copenhague, 1655-1738.

Fue uno de los clínicos del siglo XVII que preconizaron "el retorno a Hipócrates".

CONSTRICTOR DE LA VAGINA DE CRUVEILHIER

CONSTRICTOR DE LA VULVA DE SAPPEY

COMPRESOR CUNINI SUPERCICIALIS DE LUSCHKA

Músculo que rodea el orificio inferior de la vagina y la terminación de la uretra, proviene del rafe anobulbar.

N.A.I: Músculos Bulbospongiosus. Músculo bulbocavernoso.

Cruveilhier, Jean: patólogo francés, 1791-1874.

Sappey, Marie Philibert: anatomista francés, 1810-1896.

RED VENOSA INTERMEDIARIA DE KOBELT

Red venosa del vestíbulo vulvar.

N.A.I: Red venosa del vestíbulo vulvar.

Kobelt, George: médico alemán, 1804-1857.

12 GLÁNDULA MAMARIA

CRESTAS FIBROGLANDULARES DE DURET
La cara anterior de la glándula mamaria, presenta excavaciones y eminencias irregulares en forma de crestas; las eminencias más desarrolladas siguen la dirección de los conductos galactóforos, se conocen con el nombre de crestas fibroglandulares de Duret.

N.A.I: Eminencias Fibroglandulares.
Duret, Henri: médico francés, 1849-1821.

LIGAMENTOS DE COOPER
Laminillas conjuntivas que se extienden desde la cara profunda de la dermis a las crestas fibroglandulares.

N.A.I: Laminillas Subdérmicas.
Cooper, Sir Altley Paston: cirujano inglés, 1768-1841.

FOSA ADIPOSA DE DURET
Pelotones adiposos en la capa celulosa premamaria situadas en las excavaciones abiertas entre las crestas.

N.A.I: Grasa Premamaria
Duret, Henri: médico francés, 1849-1821.

TUBÉRCULOS DE MONTGOMERY
Glándulas sebáceas de la aréola que se hipertrofian durante el embarazo.

N.A.I: Glándula areolaris. Glándula areolar.

Montgomery, William Fekerstone: ginecólogo irlandés, 1797-1859.

ARTERIA PRINCIPAL DE PETIT

Una de las ramas anteriores de la arteria mamaria interna, la más voluminosa, atraviesa la cara anterior de la glándula mamaria.

N.A.I: Arteria Principal de la Mama.
Petit (Ver Índice de Autores).

CÍRCULO VENOSO DE HALLER

Debajo de la aréola, las venas superficiales de la glándula mamaria se disponen en un círculo completo o incompleto, sin importancia alguna.

N.A.I: Círculo Venoso Areolar.
Haller (Ver Índice de Autores).

CORPÚSCULOS DE PACINI

Terminaciones nerviosas sensitivas, en la piel de la glándula mamaria.

N.A.I: Corpusculla Lamellosa. Corpúsculos Táctiles Mamarios.
Pacini, Filippo: anatomista italiano, 1817-1883. Descubrió, siendo estudiante, los corpúsculos táctiles, que situados en el tejido celular subcutáneo, constituyen el órgano del tacto. A veces se le denomina corpúsculos de Vater-Pacini por las investigaciones de Vater sobre este tema.

13 PERITONEO

RECESSUS HEPATORENAL DE LUSCHKA Y GERLACH

FOSITA HEPATORENAL DE ANGEL Y SENSERT

En la cara inferior del hígado, se forman pliegues peritoneales entre la glándula hepática y otros órganos retroperitoneales, ligamentos hepatorenal, hepatoduodenal, limitando entre sí el Recessus hepatorenal.

N.A.I: Receso o fondo de saco hepatorenal.
Gerlach, Von Joseph: anatomista alemán, 1820-1896.

CONDUCTO DE NUCK

La migración del extremo abdominal del ligamento inguinal de la mujer, va acompañada de la formación de un saco peritoneal que ocupa total o parcialmente el conducto inguinal. Es homóloga del conducto peritoneo-vaginal masculino.

N.A.I: Conducto peritoneo-vaginal.
Nuca, Antón: anatomista holandés, 1650-1692. Profesor de Leyden

FASCIA DE LEHNHOSSEK

Es la fascia de coalescencia intervésico-vaginal.

N.A.I.: Fascia Intervésico-vaginal.
Lehnhossek, Miahaly: Anatomista húngaro, 1863-1937.

LIGAMENTO DE CLOQUET

Residuo normal de coalescencia, situado en los elementos del cordón del adulto; que oblitera al conducto peritoneo-vaginal.

N.A.I: Ligamento de coalescencia del cordón espermático.

Cloquet, Jules Germain: cirujano francés, 1790-1883.

ATRIUM BURSOE OMENTALIS DE HIS PEQUEÑA BOLSA EPIPLOICA DE HUSCHKE COMPARTIMIENTO SUBHEPÁTICO O SUBESPLOGELIANO DE PIQUANT

Cavidad situada detrás del epiplón menor, una vez franqueado el hiato de Winslow.

N.A.I: Vestíbulo de la transcavidad de los epiplones.

Huschke, Eil: anatomista alemán, 1797-1858.

LIGAMENTO GASTROPANCREÁTICO DE HUSCHKE

Ligamento peritoneal que contiene a la arteria coronaria, su borde posterior se inserta en la pared posterior, siguiendo el trayecto de la arteria, su borde anterior termina en el borde derecho del esófago, porción vertical de la curvatura menor e invade la cara posterior del estómago.

N.A.I: Ligamento gastropancreático.

Huschke (Ver Índice de Autores).

14 OSTEOLOGÍA

CONDUCTOS DE HAVERS
Se describen en la estructura ósea, son conductos regulares, estrechos, cilíndricos, unidos unos a otros, contienen arterias muy finas, ramas de la arteria perióstica de la diáfisis.

N.A.I: Conductos Óseos.
Havers, Clopton: anatomista inglés, 1650-1702.

FIBRAS DE SHARPPEY
En el proceso de preosificación, las fibras conjuntivas sufren una hinchazón y se tornan más opacas, se han convertido en fibras de Sharppey.

N.A.I:
Sharppey, Williams: anatomista inglés, 1802-1880.

OSTEOCLASTO DE KOELLIKER
Célula voluminosa de numerosos núcleos, que parece obrar a manera de fagocito.

N.A.I: Osteoclasto.
Koelliker, Rudolph Albert Von: anatomista suizo, 1817-1905.

NERVIO DE FRACOIS-FRANK
Nervio que junto con una vena y la arteria vertebral, ocupan el agujero transversario de las vértebras cervicales.

N.A.I: Nervio Transversario.
Francois, Frank (Ver Índice de Autores).

TUBÉRCULO DE CHASSAIGNAC

En la VI vértebra, se encuentra desarrollado un tubérculo anterior en su apófisis transversa. Es un punto de referencia para la ligadura de la arteria carótida primitiva.

N.A.I: Tuberculum Anterius Vertebrae Cervicalis. Tubérculo Anterior de la VI Cervical.

Chassaignac, Charles Marie: cirujano francés, 1805-1879.

TUBÉRCULO DE LISFRANC

Situado en la cara superior de la primera costilla, es una pequeña eminencia rugosa, donde se inserta el músculo escaleno anterior.

N.A.I: Tuberculum Musculi Scaleni Anterioris. Tuberculum Costis: Tubérculo costal.

Lisfranc, Jacques: cirujano francés, 1790-1847.

CORNETA DE MORGAGNI

Situado en la cara interna de las masas laterales del hueso etmoides. Es una lámina delgada dirigida, abajo y adentro, que se arrolla sobre sí misma.

N.A.I: Ala Minor Ossis Sphenoidalis. Concha Nasalis Superior. Corneta Superior.

Morgagni (Ver anterior).

APOFISIS DE INGRASSIAS

Anexas a la parte anterior y superior de la cara lateral del cuerpo del esfenoides; son las alas menores de este hueso.

N.A.I: Ala Parva. Ala menor.

Ingrassias, Giovanni Filippo: anatomista italiano, 1510-1580.

CANALICULUS INNOMINADO DE ARNOLD

Situado en algunos casos, por dentro del agujero redondo menor; pasa por él, el nervio petroso superficial menor, rama del facial.

N.A.I: Canaliculus Innominado.
Arnold, Friedrich: anatomista alemán, nacido en Edenkoben, 1803-1890. Profesor de anatomía de Heidelberg, Friburgo-Tubinga; fue Director del Instituto Anatómico de Lunch.

AGUJERO DE VESALIO
Por dentro y por delante del agujero oval, existe con frecuencia un pequeño orificio que se abre en la cara exocraneal de la base; da paso a una vena emisaria que comunica la circulación intracraneal con el plexo venoso pterigoideo.

N.A.I: Canaliculus Sphenoidalis. Canalículo Esfenoidal.
Vesalio, Andrés: anatomista flamenco, nacido en Bruselas, 1514-1564. El más importante anatomista del Renacimiento. Fue profesor de anatomía de Padua, por 23 años. Editó en Basilea (1543) su obra: "De Humani Corporis Fabrica Libri Septemi. Luego publicó: De Humani Corporis Fabrica Librorum Ephitome.

APÓFISIS DEL PERIESTAFILINO EXTERNO DE WEBER
En la parte superior de la cara interna de la apófisis pterigoides, se comprueba la fosita escafoides (fossa scaphoidea) donde se insertan las haces superiores del músculo periestafilino externo, se prolonga hacia atrás, en la apófisis del periestafilino externo de Weber.

N.A.I: Hamulus Pterigoeus. Gancho Pterigoideo.
Weber, Moritz Ignatz: anatomista alemán, 1795-1875.

ESPINA DE CIVININI

Situada en la parte media del borde posterior del ala externa de la apófisis pterigoides, presta inserción al ligamento pterigoespinoso, cuya otra inserción es la espina del esfenoides.

N.A.I: Processus Pterygospinosos. Proceso Pterigoespinoso.

Civinini, Filippo: anatomista italiano, 1805-1844.

CORNETE DE BERTIN

En los niños, el orificio de entrada de los senos esfenoidales, está estrechado por una laminilla ósea muy delgada, en estado de aislamiento; esta laminilla se denomina cornete de Bertín.

N.A.I: Cornete Nasal Accesorio.

Bertín, Exupere Joseph: anatomista francés, nacido en Tremblay, 1712-1781. Fue autor de un "Tratado de Osteología" y de un gran número de memorias.

CHARNELA OBSTETRICA O BISAGRA DE BUDIN

La persistencia de los puntos de osificación supraoccipitales, con los exooccipitales o puntos condíleos por mucho tiempo, esto permite a la porción escamosa del occipital, ejecutar en la porción occipital, ejecutar en la porción basilar movimientos de adelante, atrás y viceversa; esta cinta de unión se conoce en obstetricia con el nombre de bisagra de Budín.

N.A.I: Charnela Obstétrica.

Budín, Pierre Constant: ginecólogo francés, 1846-1907.

CISURA DE GLASER

En la parte anterior del hueso timpanal, existe una cisura muy manifiesta, la cisura de Glaser.

N.A.I: Incisura Timpánica.
Glaser, Johan Heinrich: anatomista suizo, 1629-1675.

HIATO DE FALOPIO
Entre la eminencia arcuata y la fosita gasseriana, se encuentra dos o tres orificios, uno es constante: el hiato de Falopio, comunica por detrás, con el acueducto del mismo nombre. Pasan por este orificio el nervio petroso superficial menor.

N.A.I: hiatos Canalis Nervi Petrosi Majoris.
Falopio, Gabrielle: anatomista italiano, 1523-1562.
El primero de los anatomistas italianos. Sucedió a Vesalio en la Cátedra de Padua. Su obra se llama "Observaciones Anatómicas", se publicó en Venecia, en 1561.

CONDUCTO DE JACOBSON
Se encuentra situado entre la fosa yugular y el conducto carotídeo, en la cara endocraneal de la base; recorrido por el nervio de Jacobson (nervio timpánico), rama del glosofaríngeo.

N.A.I: Canaliculus Tympanicus. Canalículo Timpánico.
Jacobson, Ludwig Levin: anatomista dinamarqués, 1783-1843.

ESPINA DE HENLE
En la cara externa de la concha del temporal, en la proximidad de la parte posterosuperior del marco del orificio externo del conducto auditivo, una pequeña eminencia: la espina de Henle o Spina Suprameatum.

N.A.I: Spina Suprameatum. Espina Suprameótica.
Henle (Ver anterior).

CRISTA SPINARUM DE HENLE
El hueso timpanal presenta en el borde superior una cresta, la

cresta maleolar o crista spinarum, que termina en dos espinas.

N.A.I: Crista Spinarum. Cresta maleolar.
Henle (Ver anterior).

ACUEDUCTO DE FALOPIO

Comienza en el fondo del conducto auditivo interno y termina en el agujero estilomastoideo, por el que se introduce el nervio facial y el intermediario de Wrisberg.

N.A.I: Introitos Canalis Nervio Faciales. Canal del Nervio Facial.
Falopio, Gabrielle: anatomista italiano (Ver anterior).

DEPRESIÓN DE GASSER

Labrada en la parte más interna de la anterior del peñasco del temporal, donde se aloja el ganglio de Passer del nervio trigémino.

N.A.I: Impesio Trigemini. Impresión Trigeminal.
Passer, Johann Lorenz: anatomista vienés, 1723-1765.

CARTÍLAGO DE MECKKEL

Indicado por este autor, por primera vez en 1821, se desarrolla en el primer mes de la vida embrionaria, en la rama maxilar del arco facial.

N.A.I: Cartílago Maxilar.
Meckel, Johan Friedrich: anatomista alemán, nieto del anterior, del mismo nombre, 1781-1833.

CONCHA DE SANTORINI

Concha supernumeraria del etmoides, por encima de la concha superior, conocida como cuarta concha.

N.A.I: Concha Nasales Suprema. Cornete Nasal

Supernumerario.
Santorini (Ver anterior).

PUNTO POSTPÚBICO DE CROUZET

Punto que corresponde a la eminencia máxima del reborde retrosinfisiano; denominado también promontopúbico mínimo, conjugado verdadero obstétrico, diámetro útil de Pinard.

N.A.I: Conjugata Vera (diameter mediana). Diámetro mediano del estrecho superior.
Crouzet, Pinard, Adolphe: tocólogo francés, 1844-1934.

DIÁMETRO DE BAUDELOCQUE

Entre la apófisis espinosa de la IV vértebra lumbar y el vértice de la sínfisis púbica: 20cm aproximadamente.

N.A.I: Diámetro anteroposterior (pelvimetría externa).
Baudelocque, Jean L: tocólogo francés, 1746-1810.

ROMBO DE MICHAELIS

En la pelvimetría externa, se obtiene este rombo, uniendo por líneas imaginarias, los siguientes puntos: apófisis espinosa de la IV vértebra lumbar; espina ilíaca posterosuperior; vértice del pliegue interglúteo; luego, la espina ilíaca posterosuperior del lado contrario, para terminar en la apófisis espinosa de la V vértebra lumbar.

N.A.I: Rombo Sacroilíaco Externo.
Michaelis, Guitar: ginecólogo alemán, 1798-1848.

PELVIS OBLICUA OVAL DE NAEGELE

Pelvis viciada, congénita, presenta atrofia completa de un ala, a veces sin alas, o con alas exiguas; entonces se llama, oblicua oval doble o de Robert; presentando disminución de sus diámetros transversales.

N.A.I: Pelvis oval.

Naegele, Franz Carl: tocólogo alemán, 1777-1851.

Robert, Heindrich Ludwig F: ginecólogo alemán, 1814-1878.

TUBÉRCULO DE GERDY

De la parte externa del tubérculo anterior de la tibia, parte una cresta rugosa, con dirección superior y externa; y termina en una eminencia que se designa Tubérculo de Gerdy.

N.A.I: Tuberositas Tractus Iliotibialis. Tubérculo del Tibial anterior.

Gerdy, Pirre Nicolás: anatomista francés, 1797-1856.

15 ARTROLOGÍA

LIGAMENTO LATERAL INFERIOR DE ARNOLD
Ligamento de reforzamiento de la articulación atloidoaxoidea; va de la cara posterior del axis a las masas laterales del atlas.

N.A.I: Ligamento Lateral Inferior.
Arnold, Friedrich: anatomista alemán, nacido en Edenkoben, 1803-1890.

LIGAMENTO LATERAL INTERNO CORTO DE MORRIS
Ocupa el lado interno de la cápsula de la articulación temporomaxilar; se extiende del borde interno de la cavidad glenoidea, a la parte posterointerna del cuello del cóndilo.

N.A.I: Ligamento Lateral Interno.
Morris

LIGAMENTO BICORNIO DE CALDANI
Lámina fibrosa que se inserta en el borde interno de la apófisis coracoides, se divide luego en dos fascículos: uno superior, corto, termina en la cara inferior de la clavícula; otro inferior, más largo que el anterior, que se inserta en la cara superior de la primera costilla. Se considera un pseudoligamento.

N.A.I: Ligamento Coracoclavicular Anterior.
Caldani, Leopoldo Marco: anatomista italiano, nacido en Bolonia, 1725-1813. Discípulo de Morgagni, le sucedió en la Cátedra de Padua. Escribió: "Instituciones Anatómicas e

Instituciones Patológicas.

LIGAMENTO SUPRAGLENOHUMERAL DE FARABEUF

Situado por delante y un poco por debajo del ligamento corpohumeral, se inserta en la parte superior del rodete glenoideo, y va a la muesca situada en la cabeza humeral, entre la cabeza y el troquín.

N.A.I: Ligamento Glenohumeral Superior.
Farabeuuf, Louis: cirujano francés, 1841-1910. Profesor de Anatomía de la Facultad de Medicina de París. Publicó varios libros sobre Cirugía y Obstetricia.

LIGAMENTO SUPRAGLENOHUMERAL DE FARABEUF

Se inserta en el rodete glenoideo, se dirige luego abajo, para fijarse en el troquín. El ligamento glenohumeral superior, deja un agujero triangular cuya base corresponde al troquín y el vértice situado hacia la cavidad glenoidea: es el foramen oval de Weitbrecht.

N.A.I: Ligamento Glenohumeral Medio: Foramen Oval (ojal subescapular).
Farabeuf, Louis: cirujano francés, 1841-1910. Profesor de Anatomía de la Facultad de Medicina de París. Publicó varios libros sobre Cirugía y Obstetricia.
Weitbrecht, Josias: anatomista alemán, 1702-1743.
Vivió en Petrogrado.

LIGAMENTO PREGLENOHUMERAL DE FARABEUF

Se inserta adentro en el borde glenoideo, se dirige abajo y afuera para llegar a la parte anteroinferior del cuello quirúrgico del húmero.

N.A.I: Ligamento Glenohumeral Inferior.

Farabeuf, Louis: cirujano francés; 1841-1910. Profesor de Anatomía de la Facultad de Medicina de París. Publicó varios libros sobre Cirugía y Obstetricia.

LIGAMENTO DE BARDINET

Corresponde al fascículo posterior del ligamento lateral interno de la articulación del codo, se inserta en la parte posteroinferior de la epitroclea, a la parte interna del oleocranon.

N.A.I: Ligamento lateral interno. Collaterale ulnare pars humero-coronoidea.

Bardinet, Barthelemy A: anatomista francés, 1819-1874

LIGAMENTO HUMERAL TRANSVERSO DE GORDON-BRODIE

Cerca de la inserción externa, el ligamento glenohumeral superior va unido al ligamento coracohumeral por un conjunto de fascículos transversales que van de una tuberosidad a otra.

N.A.I: Ligamento Humeral Transverso.

Brodie, J, Gordon: anatomista escocés, 1786-1918.

LIGAMENTO DE WEITBRECHT

Por encima del ligamento interóseo del antebrazo, se observa una cinta doble a veces: cuerda ligamentosa de Weitbrecht, del tubérculo subcoronoideo a la cara anterior del radio, son sus inserciones.

N.A.I: Ligamento (ulna) Radial.

Weitbrecht, Josías: anatomista alemán, 1702-1743. Vivió en

Petrogrado.

SESAMOIDEO PISIFORME Y ESCAFOIDEO DE GILLETTE

Sesamoideo interno o cubital, pisiforme y el otro externo o radial escafoides.

N.A.I: Ossa Sesamoidea Pisiforme y escafoides.
Gillete, Eugene P: cirujano francés, 1836-1886.

LIGAMENTO DE ZAGLAS

En el ligamento sacroilíaco posterior, compuesto por cuatro fascículos, el tercero de ellos es grueso, corto, se extiende de la espina ilíaca posterosuperior, al segundo tubérculo conjugado.

N.A.I: Ligamentum Sacroiliacum Dorsale Longum.
Ligamento sacroíliaco dorsal largo.
Zaglas…

LIGAMENTO SACROESPINOSO DE BICHAT

Cordón fibroso, grueso, resistente, hacia adentro se continúa con la aponeurosis que cubre los músculos espinales.

N.A.I: Ligamentum Sacroiliacum Dorsale Longum.
Ligamento sacroilíaco dorsal largo.
Bichat, Marie Franhcois Xavier: anatomista e histólogo fracés natural de Thoirette (Jura), 1771-1802. Sus obras: "De la vie et la mort, 1800. Anatomie genérale, 1801". Los autores franceses llaman ligamento axílico al que se fija en el primer tubérculo sacro (ligamentum sacroiliacum dorsale breve) y ligamento de Zaglas y sacroespinoso de Bichat, los que se insertan en el tercero y cuarto tubérculos.

LIGAMENTO ANULAR DE WEBER

Son fibras anulares, de la cápsula articular de la articulación coxofemoral muy visibles estas fibras en la parte posterior e inferior de la articulación donde forman en el límite externo de la cápsula este fascículo curvo, que rodea al cuello a manera de un semicollar.

N.A.I: Zonas orbiculares= ligamento zonular.

Weber, Moritz Ignatz: anatomista alemán, 1795-1875.

LIGAMENTO DE BERTIN. LIGAMENTO EN Y DE BIGELOW

Se inserta en la espina ilíaca anteroinferior, se dirige hacia abajo y afuera, se despliega como un abanico y termina en la línea oblicua del fémur. Tiene dos fascículos: el superior o iliopretrocantero y el inferior o iliopetrocantíneo.

N.A.I: Ligamento iliofemoral.

Bertin, Exupere Joseph: anatomista francés, nacido en Tremblay, 1712-1781. Escribió Tratado de Osteología.

Bigelow, Henry Jacob: anatomista y cirujano norteamericano, 1816-1890. Profesor de la Universidad de Boston.

ARTICULACIÓN DE CHOPART

La articulación une la primera fila del tarso con la segunda. Comprende dos articulaciones distintas: a) El astrágalo corresponde a la cara posterior del escafoides; b) El calcáneo con la cara posterior del cuboides. La primera articulación es una enartrosis, la segunda un encaje recíproco.

N.A.I: Articulación mediotarsiana.

Chopart, Francois: cirujano francés, 1743-1795. Mejoró la técnica de las amputaciones, en especial la del pie.

ARTICULACIÓN DE LISFRANC

Resulta de la unión de los cinco metatarsianos con las tres

cuñas y el cuboides. Se clasifica como una serie de artrodias.

N.A.I: Articulación Tarsometatarsiana.

Lisfranc, Jacques: cirujano francés, 1790-1847.

16 MIOLOGÍA

OJAL RETROCONDÍLEO DE JUVARA
El borde posterior de la aponeurosis pterigoides, se extiende desde la base del cráneo al maxilar inferior; limita con el cuello del cóndilo un orificio: el ojal retrocondíleo de Juvara, por el que penetran el nervio auriculotemporal y los vasos maxilares internos.

N.A.I: Ojal retrocondíleo.
Juvara.

CALOTA APONEURÓTICA DE THEILE
Es una ancha capa aponeurótica que envuelve, a manera de una calota; la convexidad del cráneo.

N.A.I: Aponeurosis epicraneal. Galea aponeurótica.
Theile, Friedrich Wilhelm: anatomista alemán, 1801-1879.

BOLSA DE BOYER
Entre el músculo tirohiodeo y la membrana tirohiodea, hay una bolsa serosa, conocida con el nombre de bolsa de Boyer.

N.A.I: Bolsa serosa tirohiodea.
Boyer, Alexis (Baron de Boyer): cirujano francés, 1757-1833.

MÚSCULO RECTO MENOR INTERMEDIO DE GRUBER
Situado entre el recto mayor y el recto menor ordinario, y extendiéndose desde la masa lateral del atlas a la apófisis basilar.

N.A.I: Musculus rectus anticus medios seu minimus. Músculo recto menor intermedio.

Gruber, Wenzel Leopold: anatomista bohemio en Rusia, 1814-1890.

MÚSCULO RECTO MENOR INTERNO DE GRUBER

Situado por dentro del recto anterior menor y uniendo el tubérculo anterior del atlas a la apófisis basilar.

N.A.I: Músculos atlantico basilaris. Músculo atlobasilar.

Gruber, Wenzel Leopold: anatomista bohemio en Rusia, 1814-1890.

RECTUS COLLI DE LUSCHKA

Es la porción longitudinal o interna, del músculo largo del cuello; fascículos verticales que se insertan en el cuerpo de las tres primeras vértebras cervicales, y de las tres o cuatro últimas cervicales.

N.A.I: Fascículo longitudinal del músculo largo del cuello.

Luschka, Hubert von: anatomista alemán, 1820-1875.

TRIÁNGULO DE PETIT

Su base está formada por la cresta ilíaca, su vértice situada a igual distancia de la cresta ilíaca y de la última costilla. Es uno de los puntos débiles de la pared abdominal, donde se producen las hernias lumbares.

N.A.I: Trigonum lumbale. Triángulo lumbar.

Petit, Jean Louis: cirujano francés, 1874-1914. Primer presidente de la Academia de Cirugía de Francia.

ANI S CALPTOR DE VESALIO

ANI TENSOR DE RIOLANO

Denominaciones latinas que no se traducen sobre la acción del músculo dorsal ancho.

ARCO AXILAR DE LANGER

Fascículo muscular aplanado, triangular, cuya base arranca de la porción axilar del dorsal ancho. El vértice se continúa con la hoja posterior del tendón del pectoral mayor. Es un fascículo supernumerario, se encuentra entre el 3 a 4 por ciento de los individuos.

N.A.I: Arco axilato del músculo dorsal ancho.

Langer, Carl Ritter Edenberg von: anatomista alemán, 1819-1887.

INTERTRANSVERSARII LATERALES LUMBARUM DE HENLE

Son pequeños músculos, cuadriláteros, en parte tendinosos que ocupan el espacio comprendido entre dos apófisis transversas vecinas.

N.A.I: Intertransversos externos.

Henle, Friederich Gustav J: anatomista alemán, uno de los más célebres de todos los tiempos, 1809-1885.

INTERTRANSVERSARII MEDIALIS LUMBARUM DE HENLE

Pequeñas lengüetas musculares que se extienden verticalmente de un tubérculo mamilar al otro. Son los interarticulares lumbarum de Weber.

N.A.I: Intertransversos internos.

Henle, Friederich Gustav J: anatomista alemán, uno de los más célebres de todos los tiempos, 1809-1885.

NERVIO RESPIRATORIO O NERVIO DE CARLOS BELL

Nervio motor del músculo serrato mayor; nace de las raíces cervicales V, VI, VII.

N.A.I: Nervios Thoracicus longus. Nervio torácico largo, o respiratorio externo.

Bell, Carlos (Sir Charles): fisiólogo y neurólogo escocés nacido en Edimburgo, 1777-1842. Se considera el fundador de la anatomía nerviosa moderna. Publicó Anatomía de la Expresión y Sistema Nervioso del Cuerpo Humano".

LIGAMENTO DE GERDY

Aponeurosis dependiente de la vaina del pectoral menor, que termina en la aponeurosis de la piel del hueco de la axila, y en la aponeurosis braquial, a nivel del coraco braquial. Es el ligamento suspensorio de la axila.

N.A.I: Ligamento suspensorio de la axila.

Gerdy, Pierre Nicolás: anatomista francés, 1795-1816.

LIGAMENTO DE GIMBERNAT

Inserciones terminales de la aponeurosis del oblicuo mayor, que se ensancha en abanico, y se fija en la parte interna de la cresta pectínea de la aponeurosis de inserción del oblicuo mayor.

N.A.I: Ligamentum Lacunare. Ligamento Lacunar.

Gimbernat, Antonio: cirujano español nacido en Cambrilis, 1734-1816. Profesor de Anatomía del Colegio de Barcelona.

LIGAMENTO DE COLLES

Pilar posterior del conducto inguinal, situado por detrás del pilar interno, se dirige abajo y adentro, hacia la línea media a la que cruza para terminar en el lado opuesto en el labio anterior del borde superior del pubis y en la parte interna de la presta pectínea.

N.A.I: Ligamentum inguinale reflexum. Fascículo profundo. Pilar posterior del conducto inguinal.

Colles, Abraham: anatomista y cirujano irlandés, 1773-1843. Profesor de Anatomía del Colegio de Cirujanos de Irlanda. Fue jefe del hospital Steeven de Dublín.

LÍNEA SEMILUNAR DE SPIGEL

Línea curva bastante regular, que corresponde al borde externo de la aponeurosis anterior del transverso, es el límite de separación entre el cuerpo muscular y su aponeurosis.

N.A.I: Línea semilunares.

Spigel o Spieghel, Adrian Van Der: anatomista flamenco, 1578-1625.

LIGAMENTO DE FALOPIO. LIGAMENTO DE POUPART

Es una cinta fibrosa, extendida desde la espina ilíaca anterosuperior a la espina del pubis. Corresponde al pliegue de la ingle.

N.A.I: Ligamentum inguinale. Arco femoral.

Falopio, Gabriel: anatomista italiano. Calificado como el primero de los anatomistas italianos. Sucedió a Vesalio en la Cátedra de Padua. Describió las arterias cerebrales, el clítoris, el arco crural. Su obra publicada en 1561 se llama "Observaciones Anatómicas".

Poupart, Francois: anatomista francés, 1616-1708.

FIBRAS ILEOPUBIANAS DE THOMPSON

Algunas consideran el arco crural formado por dos clases de

fibras, unas son las fibras del músculo oblicuo mayor; y otras, las propias; las fibras ileopubianas de Thompson.

N.A.I: Fibras iliopubianas.
Thompson, Allen: anatomista escocés, 1867-1938.

LIGAMENTO DE COOPER

Cordón fibroso, grueso, denso, que se extiende desde la espina del pubis hasta la eminencia liopectínea.

N.A.I: Ligamento Pectíneo.
Cooper, Sir Astley Paston: cirujano inglés, 1768-1814. Nacido en Brooke. Fue cirujano anatomista de mucha fama. Disecó durante todos los días de su vida.

TRIÁNGULO DE SCARPA

Triángulo interno de la región femoral anterior, su borde posterior o base corresponde al pliegue de la ingle, que corresponde al arco crural. Su borde externo es representado por el músculo sartorio; su borde interno por el aductor mediano; el vértice por el entrecruzamiento del sartorio con el aductor mediano.

N.A.I: Trigonum Femorales. Triángulo Femoral.
Scarpa, Antonio: cirujano anatomista y oftalmólogo italiano, nacido en Motta de Librenza, 1752-1832.

GANGLIO DE CLOQUET

Nódulo linfático cabalgando sobre el borde cortante del ligamento de Gimbernat.

N.A.I: Nodi Lymphatici Inguinales Superficiales. Nódulo Linfático inguinal superficial.
Cloquet, Jules Germain: anatomista y cirujano francés, nacido en París, 1790-1883.

LIGAMENTO DE HENLE

Situado por fuera del músculo recto mayor, de forma triangular de base inferior, su borde interno corresponde al borde externo del músculo recto mayor; su borde externo es cóncavo, su borde inferior corresponde al ligamento de Cooper.

N.A.I: Falx Inguinales. Hoz o ligamento inguinal externo. Tendón conjuntivo.

Henle, Friederich Gustav J: anatomista alemán, uno de los más célebres de todos los tiempos, 1809-1885.

LIGAMENTO DE HESSELBACH

Lámina fibrosa vertical, que se encuentra entre el orificio interno del conducto inguinal y la arteria epigástrica; entre las dos fosillas inguinales.

N.A.I: Ligamento interfoveolare.

Hesselbach, Franz Kaspar: cirujano alemán, 1788-1856.

ESPACIO DE BOGROS

Entre la fascia transversales y el peritoneo se extiende una capa de tejido celular, variable en espesor, se engruesa en especial en la región ileopubiana y la inguinoabdominal, donde forma a nivel del arco femoral el espacio de Bogros.

N.A.I: Capa celulo grasa inguinoabdominal.

Bogros, Annet Jean: anatomista francés, 1786-1823.

ESPACIO SUPRAPÚBICO DE LEUSSER

Espacio determinada por la inserción de los tendones inferiores del músculo recto mayor del abdomen y la fascia transversales en los labios anterior y posterior del borde superior del pubis.

N.A.I: Cavum suprapubicum. Espacio Suprapúbico.
Leusser.

ILIACUS MINOR DE QUAIN
ILEOCAPSULOTROCANTEREO DE
CRUVEILHIER

Pequeños fascículos externos e inferiores del músculo ilíaco, que se dirigen al fémur, diferenciándose y constituyendo un músculo distinto.

N.A.I: Músculo ilíaco menor.
Quian, Sir Richard: médico inglés, 1816-1898.
Cruveilhier, Jean: Patólogo francés, 1791-1874.

CISURA DE LARREY

Las inserciones xifoideas del músculo del diafragma están constituidos por dos haces musculares, que se fijan en la cara posterior de la base del apéndice xifoides, los cuales están separados por un intervalo: la cisura de Larrey

N.A.I: Trigonum sternocostales. Triángulo esterno costal.
Larrey, Dominique Jean: famoso cirujano francés de los ejércitos napoleónicos, 1766-1842.

ESPEJO DE VAN HELMONT

Corresponde al centro frénico del diafragma, lámina tendinosa, fuerte, resistente, de aspecto nacarado, resplandeciente, por lo que Van Helmont la comparó con un espejo.

N.A.I: Centro frénico del diafragma.
Van Helmont, Johannes Bta: médico y alquimista belga, 1577-1644.

CINTA SEMICIRCULAR SUPERIOR E INFERIOR DE BOURGERY

Los fascículos tendinosos forman en primer lugar dos cintas gruesas y resistentes, la superior ocupa la cara convexa o superior de Bourga; la inferior nace de la parte más posterior de la hojilla derecha.

N.A.I: Cinta semicircular superior e inferior.
Bourgery, Marc Jean: anatomista y cirujano francés, 1797-1849.

CUADRILÁTERO DE VELPEAU

La porción larga del tríceps atraviesa de arriba-abajo el triángulo de los redondos, dividiéndolo en dos regiones distintas una externa y una interna. La región externa cuadrilátera está formada así: arriba, por el redondo menor; abajo, por el redondo mayor; afuera, por el húmero; da paso al nervio axilar o circunflejo y a la arteria circunfleja posterior.

N.A.I: Cuadrilátero húmero-tricipital.
Velpeau, Alfred Armand: cirujano francés, 1795-1867. Publicó un tratado de anatomía topográfica y operatoria.

MÚSCULO PERFORADO DE CASSERIUS

El músculo coracobraquial es atravesado oblicuamente por el nervio músculo-cutáneo, de ahí el nombre de músculo perforado de Casserius.

N.A.I: Músculo coracobronquial.
Casserius o Casseri, Julio: anatomista italiano, 1552-1616. Es el precursor de la anatomía comparada. Publicó un atlas de anatomía de los órganos de la voz y del oído y dejó preparadas ocho (8) ilustraciones que se publicaron en Venecia.

CONDUCTO DE MAISSIAT

Las fibras tendinosas del músculo tensor de la fascia lata, forman en la parte externa del músculo, una tira longitudinal, resistente, que se denomina cinta de Maissiat.

N.A.I: Ligamento iliotibial- tractus iliotibialis.
Maissiat, Jacques Henri: anatomista francés, 1805-1878.

CONDUCTO DE HUNTER

Conducto fibroso que atraviesa los vasos femorales, termina en el anillo del tercer aductor.

N.A.I: Conducto de los aductores.
Hunter, John: cirujano y naturalista escocés, 1728-1793. Dedicó sus estudios a la anatomía comparada. Fue el fundador de la patología quirúrgica.

TENDÓN DE AQUILES

Es el tendón común de los gemelos y el sóleo; se dirige verticalmente hacia abajo, pasa por detrás de la articulación tibiotarsiana, llega a la cara posterior del calcáneo donde se inserta.

N.A.I: Tendo Calcaneus. Tendón Calcáneo.
Aquiles (mitología Griega): Héroe tesalio, según la fábula, su madre lo sumergió en la laguna Estigia, para hacerlo invulnerable, teniéndolo así por el talón, y así, esta fue la única parte de su cuerpo en que pudo ser herido. París lo mató en el sitio de Troya.

CUADRADO CARNOSO DE SYLVIUS

Músculo aplanado y cuadrilátero, situado profundamente en la parte posterior de la región de la región plantar media.

N.A.I: Accesorio del flexor largo del pie. Músculos

quadratos plantal. Cuadrado Plantar.

Sylvius, Franciscus: forma latinizada de Francois de la Boe. Fisiólogo y anatomista francés, 1614-1672.

Sylvius, Jacobus: forma latinizada de Jacques Dobois. Anatomista francés, 1478-1555. Maestro de Vesalio en París.

17 ANGIOLOGÍA

SURCOS TERMINALES DE HIS

Pequeño surco que se aprecia en la cara posterior de la aurícula derecha, a la derecha del surco interauricular; parte de la rama derecha del surco coronario y termina en la parte anterior de la vena cava superior.

N.A.I: Sulcus terminalis. Sulcus Terminales atriidextrii cordis. Surco vertical de la aurícula derecha.
His, Wilhelm: anatomista alemán, 1831-1904.

APÉNDICE AURICULAR POSTERIOR DE HIS O SENO SUBEUTAQUIANO DE KEIT

Pequeño divertículo que se encuentra por debajo y por dentro de la vena cava inferior y de la desembocadura del seno coronario; es un ensanchamiento de la aurícula. Se observa bien en las aurículas distendidas.

N.A.I: Apéndice auricular posterior.
His, Wilhelm: anatomista alemán, 1831-1904.
Sir, Arthur: anatomista de Londres, nacido en 1866.

NÓDULO DE MORGAGNI

El borde libre de las válvulas sigmoideas presenta en su porción media una pequeña masa fibrosa; corresponde a la arteria pulmonar.

N.A.I: Nodulus valvulae semilunares. Nódulo semilunar de la válvula pulmonar.
Morgagni, Giovanni Batista: Famoso anatomista y patólogo

italiano, 1682-1771. Fundador de la anatomía patológica.

NÓDULO DE ARANCIO

La misma descripción pero en la arteria aorta.

VÁLVULA DE EUSTAQUIO

Constituida por una hoja fibrosa, situada en la desembocadura de la vena cava inferior en la aurícula derecha. Contiene algunas fibras musculares.

N.A.I. Valvulae venae cavae caudalis. Válvula de la vena cava inferior.

Eustaquio, o Eustachio, Bartholomeo: anatomista italiano, 1520-1575.

VÁLVULA DE TEBESIO

La parte lateral del orificio del seno coronario está provista está provista de un repliegue más pequeño, de forma de media luna, es la válvula de Tebesio.

N.A.I: Válvula sinus coronarii. Válvula del seno coronario.

Tebesio, Adam Cristhian: patólogo alemán, 1686-1732. Descubrió los orificios y las válvulas de las venillas que conducen la sangre de los tejidos del corazón a las aurículas y ventrículos

MODERATOR BAND
MODERATOR BAND OF DISTENCIÓN
BANDELETA ANSIFORME
ARCO INFERIOR
FASCÍCULO ARQUEADO

En el lado interno de la base del músculo papilar anterior del ventrículo derecho se encuentra una columna carnosa, dirigida arriba y atrás, se pierde en la pared septal; debajo del orificio pulmonar. Descrita por Leonardo de Vinci. Los ingleses Ring, en 1837, la llamaron moderador band; Poirier la llamo bandeleta ansiforme; Parchappe, arco inferior; Testut, fascículo arqueado; Tandler, trabécula septomarginal.

N.A.I: Trabécula Septomarginal.

Vinci, Leonardo de: Insigne pintor, arquitecto, escultor e ingeniero florentino. Rival de Miguel Angel y de Rafael, 1452-1519.

Poirier, Paul: cirujano francés, a.853-a.907.

Testut, Jean León: anatomista francés, nacido en Beaumont (Dordoña), 1849-1925. De 1872 a 1878, fue auxiliar de anatomía y fisiología de la Facultad de Medicina de Burdeos. Desde 1886, profesor de la Facultad de Lyon. Editó más de noventa publicaciones en anatomía, antropología, arqueología y fisiología. Publicó en 1889: "Traité de Anatomie Humaine. Traité de Anatomie topographique avec aplications médico-quirurgicales".

CRESTA SUPRAVENTRICULAR DE HIS
ESPOLÓN DE WOLF
ARCO MUSCULAR SUPERIOR. MÚSCULO COMPRESOR DE LA VÁLVULA TRICÚSPIDE

El orificio de la arteria pulmonar está separado del orificio aurículoventricular por un fascículo carnoso que es denominado: cresta supraventricular de His, espolón de Wolf; Parchappe: el arco muscular superior; Sappey y Cruveilhier, lo denominaron: músculo compresor de la válvula tricúspide. Se desprende de la cresta supraventricular y termina en la parte superior de la pared anterior del ventrículo.

N.A.I: Crista supraventricularis. Rodete muscular arciforme.

His, Wilhelm: anatomista alemán, 1831-1904.

Wolf, Kaspar Friederich: embriólogo alemán, 1734-1794. Es uno de los más grandes biólogos del siglo XVIII. En 1759 y a los 25 años de edad, publicó: Teoría-Generations.

Sappey, Marie Fhilibert Constant: anatomista francés, 1810-1898.

TUBÉRCULO DE LOWER

El intervalo entre los orificios de las venas cavas, presenta un relieve constante, que se denomina tubérculo de Lower; o también tubérculo intravenoso. Está situado en la unión de la pared posterior con la pared interna. Descrito por Lower en 1669.

N.A.I: Torus intervenoso. Tubérculo intervenosum. Rodete intervenoso.

Lower, Richard: anatomista inglés, 1630-1691. Describió además los anillos tendinosos alrededor de los cuatro orificios del corazón (anillos de Lower).

TENDON DE TODARO

Es un pliegue cerca de la válvula de Eustaquio, se dirige hacia adelante, se continúa con una banda hasta la porción membranosa del septum interventricular.

N.A.I: Banda del seno

Todaro.

TRIÁNGULO DE KOSCH

El borde inferior y anterior está formado por el margen posterior del orificio auriculoventricular derecho, el tercer lado, inferior y posterior, por la válvula de Tebesio.

N.A.I: Kosch, Walter: cirujano alemán contemporáneo.

ANILLO O LIMBO DE VIEUSSENS

La fosa oval se encuentra circunscrita por un relieve muscular, no tiene la misma altura en todo su trayecto.

N.A.I: Limbos fossae ovalis. Reborde de la fosa oval.
Vieussens, Raymond: anatomista francés, de Montpellier, 1641-1730. Fue un excelente estudioso de la estructura del corazón. En 1685 publicó: "Neurología Universales".

AGUJERO DE BOTAL

Comunicación interauricular en el feto, a través de la pared interna de la aurícula derecha, corresponde al ostium secundum.

N.A.I: Foramen ovale interatrial. Agujero oval interauricular o interatrial.
Botal, o Botallo, Leonardo: cirujano y anatomista italiano, nacido en Asti (Piamonte), en 1530, muerto en París.

VÁLVULA INTERAURICULAR DE PARCHAPPE

Corresponde a la pared interatrial de la aurícula izquierda, en relación con la fosa oval, en su parte anterior y superior se ve un repliegue pequeño, en forma de media luna, es la válvula de Parchappe.

N.A.I: Valvulae foraminis ovalis. Válvula del foramen oval.
Parchappe.

CÍRCULOS TENDINOSOS DE LOWER

Se dan este nombre a los anillos fibrosos de los diferentes orificios situados en la base de los ventrículos. Los cuales son: los aurículoventriculares, el aórtico y el pulmonar.

N.A.I: Annuli fibrosi. Anillos fibrosos.
Lower, Richard: anatomista inglés, 1630-1691

TENIA TERMINALIS DE KEITH

La aurícula derecha tiene sus fibras propias, formadas por los músculos pectíneos; estos nacen de la crista terminalis, además se distinguen tres fascículos. El primero de ellos es el fascículo terminalis.

N.A.I: Tenia terminalis. Fascículo Terminal.
Keith, Sir Arthur: patólogo de Londres, 1866-1955.

FASCÍCULOS LIMBICUS SUPERIOR DE TANDLER

También llamado fascículo superior del anillo de Vieusseens, nace debajo del fascículo precedente, circunscribe el anillo mencionado; en la parte posterior de éste, sus fibras van hacia atrás y arriba, donde constituyen el tubérculo de Lower. Existe también un fascículo limbicus inferior de Tandler. (First limbic band de Keith o primera cinta límbica).

N.A.I: Fascículos superior e inferior.
Tandler.

FASCÍCULO DE WENCKBACH

Fascículo muscular particular, situado en la aurícula derecha, más superficial que los otros; formado por la musculatura ordinaria de la aurícula; tendido transversalmente debajo del pericardio a igual distancia de las dos venas cavas.

N.A.I: Fascículos intercava.
Wenckebach, Karen Frederik: patólogo holandés en Viena, 1864-1941. Fue excelente investigador de la patología del corazón.

NODO DE ASCHOFF-TAWARA

La parte inicial del sistema auriculoventricular está situada en la aurícula derecha, en un triángulo formado así: abajo, la inserción de la válvula tricúspide; arriba, línea de soldadura del seno de la aurícula.

N.A.I: Nodus atriventricularis. Nodo atriventricular.

Aschoff, Ludwig: anatomopatólogo alemán, nacido en Berlín, 1866-1942. Catedrático en Marburg y en Freiburg. Describió el nódulo auriculoventricular y la miocarditis reumática.

Tawara, S: patólogo japonés contemporáneo.

NODO DE KEITH Y FLACK

Este segmento sinuauricular es constante, se encuentra en la región del sulcus terminales; comprendido entre la aurícula derecha y la embocadura de la vena cava superior hasta la cava inferior.

N.A.I: Nodus sinoatriales. Nodo sinoatrial.

Keith, Arthur: anatomista de Londres, nacido en 1866.

Flack, Martin: fisiólogo inglés, 1882-1931.

FASCÍCULO DE HIS

Continúa al Nódulo de Aschoff-Tawara, forman un cordón delgado, continúa en la cara derecha de la parte inferior y anterior del tabique interno de la aurícula derecha, sigue al septum membranoso, donde se divide en dos ramas.

N.A.I: Truncus Fascículo atrioventricularis. Tronco central del haz atrioventricular.

His, Wilhelm: anatomista alemán, 1831-1904.

ARTERIA SEPTIFIBROSA DE HAAS

La vascularización del fascículo de His en su tronco, está asegurada por la más elevada de las arterias septales posteriores.

N.A.I: Arteria septal posterior.
Haas.

RAMUS LIMBI DEXTRI DE GROSS
La rama derecha del fascículo de His, irrigada por una arteriola, que es la arteria del pilar anterior del ventrículo derecho.

N.A.I: Arteria del pilar anterior del ventrículo derecho.
Gross, Samuel D: cirujano norteamericano, 1805-1884.

ARTERIA ADIPOSA DE VIEUSSENS
En su trayecto, la arteria interventricular anterior, da ramas colaterales; entre las ramas derechas, la más importante es la rama infundibular izquierda o rama del cono arterial o arteria adiposa de Vieussens.

N.A.I: Rama infundibular izquierda.

Vieussens, Raymond: anatomista francés de Montpellier, 1641-1730. Fue un excelente estudioso de la estructura del corazón. En 1865 publicó: "Neurología Universalis".

VALVULA DE VIEUSSENS
Delgada, semilunar, insuficiente, situada en la desembocadura de la vena coronaria mayor.

N.A.I: Válvula vena cordis magna. Válvula de la vena coronaria mayor.
Vieussens (Ver anterior).

VENA DE MARSHALL
O vena oblicua de la aurícula izquierda, comienza a la altura de las venas pulmonares izquierdas, en la cara posterior de la

aurícula, desemboca en el seno coronario.

N.A.I: Vena oblicua atrii Sinistri. Vena oblicua de la aurícula izquierda.

Marshll, John: anatomista inglés, 1818-1891.

VENA DE ZUCKERKANDL

Entre las venas pequeñas del corazón, se describe a la vena de Zuckerkandl, es una vena pequeña que nace en la parte inicial de la aorta.

N.A.I: Venae parvae. Venas pequeñas.

Zuckerkandl, Emil: anatomista vienés, 1727-1759. Sucesor de Hallen en Gotinga.

VENAS DE GALENO
VENAS INNOMINADAS DE VIEUSSENS

Constituyen el grupo de venas cardíacas accesorias, son venas que se abren directamente en la aurícula derecha.

N.A.I: Venae parvae. Venae minores. Venas menores cardíacas.

Vieussens, Raymond: anatomista francés de Montpellier, 1641-1730. Fue excelente estudioso de la estructura del corazón. En 1865 publicó: "Neurología Universalis".

Galeno: médico griego, nacido en Pergamo (Asia Menor), 131-200. Hijo de Nipón. Tuvo tres profesores prestigiosos: Sátiro, que le enseño anatomía; Estratónico, clínica hipocrática, y Pelópidas de Esmirna, filosofía. Publicó 83 escritos, entre ellos: "De las preparaciones anatómicas. De las disecciones de las venas y las arterias y Del movimiento de los músculos".

VENAS DE THEBESIOS

Venas de muy pequeño calibre, que nacen en las paredes

cardíacas, y se abren en las cavidades del corazón, tanto en los ventrículos como en las aurículas.

N.A.I: Venae cardis minimae. Venas cardíacas mínimas.
Thebesius, Adam Christian: patólogo alemán, 1686-1732. Descubrió los orificios y válvulas de las venillas que conducen la sangre a los tejidos del corazón, aurículas y ventrículos.

NERVIO DEPRESOR DE CYON

Ludwig y Cyon, descubrieron en 1886 en el conejo, un ramo que nace de dos raíces, una del vago, otra del nervio laríngeo superior, este ramo termina en la aorta. En el hombre es excepcional encontrarlo tan bien individualizado.

N.A.I: Nervio depresor.
Cyon, Elie: fisiólogo ruso, 1843-1912.

GANGLIO DE WRISBERG

En los plexos nerviosos cardíacos y ramas aferentes, existen ganglios, de los cuales el más importante es el ganglio de Wrisberg.

N.A.I: Ganglio cardíaco.
Wrisberg, Heinrich August: anatomista alemán, 1737-1808.

ASTA SUPERIOR DEL PERICARDIO DE HALLER

Punto culminante del ascenso del pericardio, situado en el lado posteroexterno del origen del tronco braquiocefálico.

N.A.I: Hasta superior del pericardio.
Haller, Von Albert: fisiólogo y político suizo, 1708-1777.

SENO TRANSVERSO DE THEILE

Detrás de los troncos arteriales y las aurículas, un conducto de dirección transversal, de 6 a 7cm de longitud, su techo lo forma la rama derecha de la arteria pulmonar y la hoja profunda del saco fibroso del pericardio.

N.A.I: Sinus transverso. Seno transverso.
Theile, Friedrich Wilhelm: anatomista alemán, 1714-1797.

DIVERTÍCULO O FONDO DE SACO DE HALLER

Fondo de saco del pericardio, situado entre los dos pedículos venosos, limitado a la derecha por el pedículo venoso derecho, y a la izquierda, por el pedículo venoso izquierdo.

N.A.I: Sinus obliquus pericardii. Seno oblicuo de pericardio.
Haller, Von Albert: fisiólogo y político suizo, 1708-1777.

LIGAMENTO DE TEUTLEBEN

Son dos, uno derecho y otro izquierdo, del centro frénico al pedículo pulmonar.

N.A.I: Ligamento frenopericardiacos laterales.
Teutleben, E.V: anatomista alemán del siglo XIX.

SENOS DE VALSALVA

En el origen de la arteria aorta, se comprueban tres ensanchamientos que corresponden a las tres válvulas sigmoideas y que se denomina senos de Valsalva.

N.A.I: Sinus aortae. Divertículos aórticos.
Valsalva, Antonio María: anatomista y cirujano italiano, 1666-1723. Discípulo de Malpighi y maestro de Morgagni. Fundador de la Anatomía y fisiología del oído. Su obra publicada en 1704, "De aure humana. En la arteria pulmonar: igual descripción.

FOSA PLEURAL SUPRAAÓRTICA DE POIRER

Encima de la aorta, la pleura se deprime en una fosa triangular, ancha, la fosa pleural supraaórtica.

N.A.I: Fosa pleural supraaórtica.
Poirier, Paul: cirujano francés, 1853-1907.

MÚSCULO AORTOESÓFAGICO DE GILLETTE
Adherencia muscular que reúne aorta y esófago.

N.A.I: Músculo aortoesofágico.
Gillete, Eugene P: cirujano francés, 1836-1886.

TRONCO TIROLINGUOFACIAL DE FARABEUF
Tronco venoso formado por todos estos colectores venosos.

N.A.I: Tronco tirolinguofacial.
Farabeuf, Louis: cirujano francés, 1841-1910. Profesor de Anatomía de la Facultad de Medicina de París. Publicó varios libros sobre cirugía y obstetricia.

ARTERIA FARINGOMENINGEA DE THEILE
Es en la arteria faríngea inferior, rama colateral de la carótida externa, se dirige a la base del cráneo, entre la faringe y la carótida interna.
Da ramas faríngeas y termina como la arteria meníngea posterior.

N.A.I: Arteria faríngea inferior.
Theile, Friederich Wilhelm: anatomista alemán, 1801-1878.

TRIÁNGULO DE FARABEUF
La yugular interna, el tronco venoso tirolinguofacial e hipogloso, forman los lados de este triángulo en el que se buscan las dos carótidas si se quiere ligarlas en su origen.

N.A.I: Triángulo carotídeo.

Farabeuf, Louis: cirujano francés, 1841-1910. Profesor de Anatomía de la Facultad de Medicina de París. Publicó varios libros sobre cirugía y obstetricia.

POLÍGONO ARTERIAL DE WILLIS

La arteria cerebral anterior, unida con su homóloga del lado opuesto las dos comunicantes posterior anastomizadas en cada lado con las cerebrales posteriores, rama del tronco basilar, forman el hexágono de Willis.

N.A.I: Circulus arteriosus cerebro. Círculo arterial de Willis.

Willis, Thomas: anatomista y médico inglés, 1621-1675.

TRONCO TIROBICERVICOESCAPULAR DE FARABEUF

Es posible encontrar las ramas externas de la arteria subclavia escapular superior, escapular posterior y cervical profunda; emerger de un tronco voluminoso, la tiroidea inferior, una cervical transversa superficial, y una cervical ascendente, es el tronco tirobicervicoescapular de Farabeuf.

N.A.I: Tronco tirobicervicoescapular.

Farabeuf, Louis: cirujano francés, 1841-1910. Profesor de Anatomía de la Facultad de Medicina de París. Publicó varios libros sobre cirugía y obstetricia.

LEY DE LUSCHKA

El uréter derecho cruza la arteria ilíaca externa a 15mm por debajo de la bifurcación de la ilíaca primitiva; el uréter izquierdo, cruza a la arteria ilíaca primitiva a 15mm por encima de su bifurcación.

N.A.I: No tiene traducción.

Luschka, Hubert von: anatomista alemán, 1820-1875.

TRONCO TIBIOPERONEO ANTERIOR DE DUBREUIL-CHAMBARDEL

Es una variación del modo de división de la arteria poplítea; se ve nacer una arteria tibial posterior por una parte, y un tronco común para la arteria tibial anterior y la arteria peronea por otra.

N.A.I: Tronco tibioperoneo anterior.

Dubreuil, Gerges: médico francés, nacido en 1879.

FOSITA INFRACLAVICULAR DE GERDY O TRIÁNGULO CLAVIPECTORAL, O FOSITA DE MOHRENHEIM

La vena cefálica en su ascenso, al llegar algo por debajo de la clavícula, atraviesa una depresión triangular, de base clavicular, producida por la separación del músculo deltoides y el pectoral mayor, es el triángulo clavipectoral.

N.A.I: Triángulo clavipectoral.

Gerdy, Pierre Nicolás: anatomista francés, 1797-1856.

Mohreinheim, Joseph J. Freiherr von: cirujano austriaco, muerto en 1779.

LAGOS SANGUÍNEOS DE TROLARD

Con los senos craneales, están anexos los lagos sanguíneos de Trolard, cavidades lacunares excavadas en la duramadre.

N.A.I: Lagos venosos de la duramadre. Venas anastomóticas.

Trolard.

GRANULACIONES DE PACCIONI

Masas granulosas observadas en los ancianos, que sobresalen en la cavidad sinusal.

N.A.I: Granulaciones sinusales. Granulaciones arachnoidales.

Pacchioni, Antonio: anatomista italiano de Reggio, Emilia, Emilia, 1665-1726. Trabajó en el estudio de la duramadre y sus funciones.

VENA DE TROLARD

Nace de la parte media del seno petroso superior, va a desembocar en el tercio posterior del seno longitudinal superior.

N.A.I: Vena cerebral mayor anterior.
Trolard.

VENA DE LABBE

Nace de la porción horizontal del seno lateral, y termina en el seno venoso longitudinal superior.

N.A.I: Vena cerebral anastomótica posterior.
Labbe, León: cirujano francés, 1832-1916.

VENA EMISARIA DE SANTORINI

A través del agujero parietal, esta vena establece la comunicación del seno longitudinal superior con las venas intrategumentarias.

N.A.I: Vena emisaria parietal.
Santorini, Doménico: anatomista veneciano, 1681-1737.

VENA DE GALENO

La gran vena de Galeno, es un tronco que se extiende de la parte inferior del rodete del cuerpo calloso al seno recto. Recibe la mayor parte de la sangre que procede de las estructuras profundas del cerebro.

N.A.I: Venae crebri magna. Vena cerebral magna o

mayor.

Galeno: Médico griego, nacido en Pérgamo (Asia Menor). (131-200). Hijo de Nicon. Tuvo tres prestigiosos profesores: Sátiro, quien le enseño anatomía; Estratónico, clínica hipocrática, y Pelópidas de Esmirna, filosofía. Publicó 83 escritos, entre ellos: "De las preparaciones anatómicas. De las disecciones de las venas y las arterias y Del movimiento de los músculos".

PRENSA DE HERÓFILO

Se designa con el nombre de prensa de Serófilo, o torcular, la confluencia venosa de los senos del grupo posterior y superior: los senos longitudinales superiores, seno recto, senos laterales, senos occipitales posteriores; está situada delante de la protuberancia occipital interna.

N.A.I: Confluens sinus. Confluens torcular heropthili. Confluencias de los senos.

Herófilo: Médico griego, de la escuela de Alejandría, vivió alrededor de los 300 a. C; fue discípulo de Praxágoras y Crisipo. Fue esncialmente anatomista y debió ser el primero en practicar la disección del cuerpo humano. Dejó enseñanzas en la anatomía del sistema nervioso.

SENOS DE BRESCHET

Son denominados también senos del ala menor, siguen de afuera-adentro las alas menores del esfenoides. Reciben venas durales, diploicas, venas cerebrales anteriores, comunican con las venas meníngeas medias.

N.A.I: Senos esfenoparietales.

Breschet, Gilbert: anatomista francés, 1784-1845.

SENO DE RIDLEY

Ocupa la silla turca, rodea la base del cuerpo pituitario a la manera de un elipse horizontal. Representa una doble anastomosis transversal echada entre el seno cavernoso de un lado y el seno cavernoso del lado opuesto.

N.A.I: Sinus circular. Seno coronario. Seno circular.
Ridley, Humphrey: anatomista inglés, 1653-1708.

VENA ANASTOMÓTICA MAGNA DE TROLARD
Vena proveniente de la cara inferior de los hemisferios, afluente del seno petroso superior.

N.A.I: Vena silviana superficial.
Trolard.

SENOS DE ENGLISCH O DE TROLARD
Son los senos petrooccipitales inferiores, exocraneales de la base; el único situado fuera de la cavidad craneal. Ocupa la parte inferior de la sutura petrobasilar. Recibe afluentes de la bóveda de la faringe.

N.A.I: Senos petrooccipitales inferiores.
Trolard.

VENA CARÓTIDA DE SEBILAU
Vena yugular interna, denominada así por Sébilau; se origina en la base del cráneo, en la fosa yugular o agujero rasgado posterior. Forma parte en el cuello, con la arteria carótida interna y el nervio vago, del paquete vasculonervioso del cuello; termina uniéndose con la subclavia para formar el tronco venoso braquiocefálico.

N.A.I: Venae yugularis. Vena yugular interna.
Sébilau, Pierre: cirujano francés, 1860-1953.

SENO RENAL DE CALORI

La vena cava inferior ofrece dos ensanchamientos bruscos; uno encima del punto de abocamiento de las venas renales, ensanchamiento que recibe el nombre de seno renal de Calori. El otro en el punto de abocamiento de las venas suprahepáticas, es el ensanchamiento hepático de Calori.

N.A.I: Ensanchamiento renal y hepático de la vena cava inferior.

Calori, Luigi: anatomista italiano, 1807-1896.

CONDUCTO VENOSO DE ARANCIO

Es también una vena fetal obliterada y transformada en ligamento venoso. En el hígado se localiza en el surco longitudinal izquierdo.

N.A.I: Ductus venoso. Conducto venoso.

Arancio, Julio César: anatomista italiano, 1530-1589. Profesor de Bolonia, se dedicó a la anatomía del feto.

GLÁNDULAS LINFÁTICAS DE BICHAT

Son pequeños abultamientos de consistencia blanda, volumen variable, escalonados de trecho en trecho de los vasos linfáticos.

N.A.I: Nódulos linfáticos. Ganglios linfáticos.

Bichat, Marie Francois Xavier: anatomista y fisiólogo francés, 1771-1802.

18 SISTEMA NERVIOSO CENTRAL

ZONA DE LISSAUER

El asta posterior de la médula, se extiende hasta el surco colateral posterior, está separada de la superficie exterior de la médula por una delgada lámina de sustancia blanca, que corresponde a la entrada de las raíces posteriores y se llama: zona marginal de Lissauer.

N.A.I: Fascículos dorsolateralis, Zona marginal.
Lissauer, Heinrich: neurólogo alemán, 1861-1891.

NÚCLEO DE WALDEYER

Situado en la parte central de la cabeza del asta posterior, es un núcleo exteroceptivo, que recibe impulsos de la protoneurona ganglionar proveniente de los receptores del tacto protopático.

N.A.I: Núcleo espongiosus. Núcleos propius columnae dorsalis. Núcleo de la cabeza. Núcleo propio del asta posterior.
Waldeyer, Wilhelm: anatomista alemán, 1836-1921.

SUSTANCIA GELATINOSA DE ROLANDO

Situado en el asta posterior; presenta la forma de media luna, de concavidad dirigida hacia delante. Los impulsos que conducen estas neuronas son los referentes a dolor y temperatura. Limitada atrás por la zona de Lissauer.

N.A.I: Núcleos gelatinosus. Núcleo gelatinoso.
Rolando, Luigi: anatomista italiano, 1773-1831.

CAPA ZONAL DE WALDEYER

La sustancia gelatinosa de Rolando, está limitada atrás, por una delgada capa dispuesta en forma de semiluna; es la capa zonal de Waldeyer; para unos anatomista el núcleo posteromarginal. No debe confundirse con el núcleo de Waldeyer.

N.A.I: Capa zonal. Núcleo posteromarginal.

Waldeyer, Wilhelm: anatomista alemán, 1836-1921.

TRACTUS INTERMEDIOLATERAL DE CLARCKE

De la parte posteroexterna del asta anterior se escapa una expansión transversal, que penetra en el cordón lateral, es el tractus intermediolateral de Clarke.

N.A.I: Columna laterales. Asta lateral.

Clarcke, Jacob Augustus Lockhast: médico inglés, 1817-1880.

HAZ DE GOLL

Ocupa la parte interna del cordón posterior de la médula. Da las protoneuronas receptoras de las sensaciones táctiles y sensibilidad profunda del ganglio raquídeo, salen un manojo de fibras que no hacen sinapsis en el asta posterior medular, ascienden para ganar los núcleos de Goll en el bulbo raquídeo.

N.A.I: Fascículos gracilis. Fascículo interno.

Goll, Friedrich: anatomista suizo, 1829-1904.

HAZ DE BURDACH

Ocupa la parte externa del cordón posterior de la médula. Tiene la misma significación funcional que el haz de Goll.

N.A.I: Fascículos cuneatus. Fascículo externo.

Burdach, Carl Fredrich: fisiólogo alemán, 1776-1847.

COLUMNA DE CLARCKE. NÚCLEO DORSAL DE STILING

Esta columna se encuentra situada en la parte interna de la base de las asras posteriores. También se le denomina columna vesicular de Clarcke, núcleo dorsal de Stilling. Da origen a un fascículo ipsilateral que va a terminar en el cerebelo y conduce las sensaciones propioceptivas inconscientes o cerebelosas: es el fascículo espinocerebeloso.(tractus spinocerebellaris posterior).

N.A.I: Núcleo dorsalis thoracicus. Núcleo dorsal
Clarcke, Jacob Augustus Lockhast: médico inglés, 1817-1880.
Stilling; Benedict: anatomista alemán, 1810-1879.

FASCÍCULO DE TURK

Está situado en la parte interna del cordón anterior: Es insignificante por su cantidad de fibras, conduce la motilidad voluntaria.

N.A.I: Tractus cortico spinalis: Fascículo piramidal directo. Fascículo piramidal anterior.
Turck, Ludwig: neurólogo y laringólogo austriaco, 1810-1868.

FASCÍCULO DE GOWERS

Se encuentra situado delante del fascículo piramidal cruzado, en el cordón lateral de la médula. Es de tipo heterolateral, llega al paleocerebelo, conduce la sensibilidad profunda inconsciente del tronco y las extremidades.

N.A.I: Tractus spinocerebellaris anterior. Fascículo espinocerebeloso ventral o cruzado.
Gowers, Sir William Richard: neurólogo inglés, nacido y muerto en Londres, 1845-1915. Se dedicó al estudio de las enfermedades de la médula espinal.

FASCÍCULO DE VON MONAKOW

Está formado de fibras nacidas del núcleo rojo, se sitúan en la médula por delante del fascículo piramidal; de ahí el nombre de prepiramidal, para terminar en el asta anterior medular en los primeros segmentos (médula cervical). Conduce motilidad extrapiramidal, movimientos automáticos asociados.

N.A.I: Tractus rubro sipnalis. Fascículo rubro espinal.
Von Monakow; Constantino: neurólogo ruso en Zurich, 1853-1930.

FASCÍCULO DE MARCHI

Mal individualizado en el hombre, sujeto a variaciones.

N.A.I: Fascículo anterolateral ascendente.
Marchi, Vittorio: patólogo italiano, 1851-1933

FASCÍCULO DE HELWEG

Solo está bien desarrollado en la médula cervical superior, situado delante del fascículo de Coger. Tiene función extrapiramidal.

N.A.I: Fascículo triangular. Haz espino olivar.
Helweg, Hans Cristhian: anatomista dinamarqués; dedicó sus estudios a la constitución anatómica de la médula espinal.

ZONA CORNUCOMISURAL DE PIERRE MARIE O CAMPO DE WESTPHAL

Las fibras ascendentes endógenas se condensan en la parte anterior del cordón posterior en un fascículo más o menos individualizado al que se designa ventral del cordón posterior, en la zona cornocumisural de P. Marie.

N.A.I: Fascículo ventral del cordón posterior.
Marie, Pierre: patólogo francés, 1859-1950.

Westphal, Carl Friedrich Otto: alienista y neurólogo alemán, 1833-1890.

CENTRO OVAL DE FLECHSIG

En la médula lumbar, el fascículo endógeno descendente situado por fuera de la línea media, tiene forma de semiluna, reunido con el lado opuesto forma un campo elíptico: es el centro oval de Flechsig.

N.A.I: Centro oval.
Flechsig, Paul Emil: neurólogo alemán, 1874-1929.

CINTA PERIFÉRICA DE HOCHE

En la médula dorsal inferior, el fascículo endógeno descendente, se ha dirigido hacia atrás contra la superficie exterior de la médula. Reviste la forma de una cinta alargada transversalmente.

N.A.I: Cinta periférica dorsal.
Hoche, Alfred Erichs: psiquiatra alemán, 1865-1943.

AGUJERO CIEGO DE VICQ-D'AZYR

El surco medio anterior del bulbo termina arriba, del lado de la protuberancia, en una pequeña fosita triangular: es el foramen cecum de Vicq-d'Azyr.

N.A.I: Foramen caecum meduallae oblongote. Agujero ciego de la protuberancia.
Vicq-d'Azyr, Félix: médico y anatomista fracés, 1749-1794.

NUDO VITAL DE FLOURENS

El bulbo raquídeo está cubierto en la mayor parte de su extensión por el cerebelo, del que está separado por el IV ventrículo. Más abajo del cerebelo, y por fuera de la cavidad craneal, corresponde al espacio comprendido entre el agujero occipital y el arco posterior del atlas; punto donde puede ser herido por un instrumento puntiagudo, donde lesionaría los orígenes del nervio neumogástrico.

N.A.I: Centro respiratorio bulbar.

Flourens, Marie Jean Pierre: fisiólogo francés, 1794-1867.

TUBÉRCULO CENICIENTO DE ROLANDO

A lo largo del borde posterior del cuerpo restiforme, un poco más debajo de su parte media, se ve una pequeña eminencia, de color grisáceo, conocida con el nombre de tubérculo ceniciento de Rolando.

N.A.I: Núcleo gelatinoso bulbar.

Rolando, Luigi: anatomista italiano, 1773-1831. Se dedicó a la anatomía del sistema nervioso.

FASCÍCULO EN SEMILUNA DE DEJERINE

Algunos elementos del fascículo se detienen en la médula. Comprende dos segmentos: anterior y posterior. Las fibras anteriores entran en la constitución de la capa interolivar y en la formación reticulada. Las fibras posteriores pasan al bulbo, protuberancia, pedúnculo y algunas fibras llegan al tubérculo cuadrigémino posterior. Las fibras anteriores son vías de sensibilidad táctil; las posteriores conducen sensibilidad al dolor y a la temperatura.

N.A.I: Fascículo anterolateral ascendente.

Dejerini, Joseph Jules: neurólogo francés, de París, 1849-1917.

NÚCLEO DE BECHTEREW

Corresponde al ángulo externo del IV ventrículo y se prolonga algo en el pedúnculo cerebeloso inferior. Núcleo referido al nervio vestibular.

N.A.I: Núcleo superior vestibular.
Bechterew, Vladimir Mikailovich: neurólogo ruso, 1857-1927.

NÚCLEO DE DEITERS

También es un núcleo vestibular, situado en la zona de transición entre el bulbo y el puente.

N.A.I: Núcleo lateral vestibular.
Deiters, Otto Friederich: anatomista alemán, 1834-1863.

NÚCLEO DE GOLL

El núcleo de Goll en el cuello del bulbo, aquí termina el fasciculus gracilis o de Goll. Son fibras sensitivas, profundas, conscientes.

N.A.I: Nucleus Gracilis. Núcleo interno bulbar.
Goll, Friederich: anatomista suizo, 1829-1904.

NÚCLEO DE BURDACH. NÚCLEO DE VON MONAKOW

Ubicado en el tercio inferior del bulbo, el núcleo de Burdach es lateral, representa la deutoneurona de la vía de la sensibilidad profunda consciente y del tacto de los músculos del cuello.

N.A.I: Nucleus cuneatus. Núcleo externo bulbar.
Burdach, Carl Friederich: fisiólogo alemán, 1776-1847.
Von Monakow, Constantino: neurólogo ruso en en Zurich, 1853-1930.

CINTA DE REIL

Comienza a formarse en el bulbo, con las fibras bulbotalámicas, a estas se le unen en la protuberancia los fascículos espinotalámicos medial y espinotalámico lateral; dorsalmente se adosa a la vía trigémina ventral. Es una vía de sensibilidad profunda, consciente y de la percepción estereognóstica, así como de la sensibilidad al tacto y de noción de lugar.

N.A.I: Lemnisco medialis Cinta medial, interna.
Reil, Johan C: anatomista de Halle, 1759-1813.

ENTRECRUZAMIENTO PINIFORME DE SPITZCA

Las fibras nacidas de los núcleos de Goll y Burdach, se agrupan en finos fascículos, se dirigen adelante, describen arcos alrededor de la substancia gris central; se entrecruzan en ángulo agudo en el rafe; detrás de las pirámides anteriores, formando un entrecruzamiento sensitivo del bulbo o piniforme.

N.A.I: Entrecruzamiento sensitivo.
Spitzca, Edgard Charles: neurólogo norteamericano, 1889-1956.

FIBRAS CEREBELOOLIVARES DE MINGAZZINI

La oliva está unida al cerebelo por un sistema de fibras numerosas que comúnmente caminan por el espesor del pedúnculo cerebeloso inferior y que forman parte de las fibras arciformes, fibras cerebeloolivares; se dividen en dos grupos: anterior o pretrigeminal y el posterior o retrotrigeminal.

N.A.I: Fibras cerebeloolivares.
Mingazzini.

NÚCLEO YUXTAOLIVAR POSTEROEXTERNO DE SAPPEY-AUSSENE NEBENOLIVE DE SCHWALBE

El cuerpo paraolivar externo está situado en el lado externo de la oliva. Tiene la misma estructura que la oliva, las mismas conexiones.

N.A.I: Paraoliva externa

Sappey, Marie Philibert Constant: anatomista francés, 1810-1896.

Schwalbe, Gustav: anatomista alemán, 1814-1916.

NÚCLEO YUXTAOLIVAR ANTERINTERNO DE SAPPEY. INNERE NEBENOLIVE DE SCHWALBE

Se halla situado en el lado interno de la oliva. La oliva inferior o bulbar y la paraoliva interna y externa, constituyen un verdadero complejo nuclear en el núcleo olivar, presentando iguales conexiones y funciones. Actúa como centro motor extrapiramidal.

N.A.I: Paraoliva interna.

Sappey, Marie Philibert Constant: anatomista francés, 1810-1896.

Schwalbe, Gustav: anatomista alemán, 1814-1916.

NÚCLEO DE ROLLER

Algunos autores describen en la formación reticular del bulbo, dos núcleos: el núcleo de Soller, o núcleo central inferior de Bechterew; situado algo por detrás del hilio olivar.

N.A.I: Núcleo central inferior bulbar.

Roller, Christian F.W: neurólogo alemán, 1802-1878.

SUBSTANCIA RETICULADA DE DEITERS

La calota protuberancial está ocupada en toda su altura por una serie de columnitas de substancia gris, dispuestas en red que engloba en sus mallas fibras longitudinales cruzadas por fibras arciformes radiadas.

N.A.I: Formación reticulada protuberancial.

Deiters, Otto Friederich: anatomista alemán, 1834-1863.

NÚCLEO DE DARKSCHEWISTCH

Situado en la región pretectal, entre el colículo superior por detrás y el extremo superior del acueducto de Silvio por delante, y el ventrículo medio por arriba. Tiene conexión con el núcleo rojo, locus Níger, y el globo pálido. Actúa como centro motor involuntario o extrapiramidal.

N.A.I: Núcleo de la comisura.
Darkschewistch, Líveri: neurólogo ruso, 1858-1925.

PIRÁMIDE MALACARNE

En el vermis inferior del cerebelo, en la unión del tercio posterior con el tercio medio, salen dos prolongaciones transversales que penetran y desaparecen en el hemisferio correspondiente. La porción del vermis que da origen a estas prolongaciones laterales se denomina: pirámide de Malacarne.

N.A.I: Pyramis vermis cerebelli. Pirámide del vermis cerebeloso.
Malacarne, Michele Vincenzo: cirujano italiano, 1746-1816.

VÁLVULAS DE TARIN

De cada lado de la úvula se desprenden dos tenues laminillas de substancia blanca, aplanadas de arriba-abajo y que se dirigen de dentro hacia afuera: son las válvulas de Tarín.

N.A.I: Vellum melullare inferius. Velo medular inferior.
Tarín, Pierre: anatomista francés, 1700-1761.

VÁLVULA DE VIEUSSENS

La parte media del techo del IV ventrículo, de forma triangular; además de los pedúnculos cerebelosos que delimitan en conjunto un rombo de eje mayor longitudinal. La superficie triangular superior de este rombo se encuentra ocupada por una membrana a la que se llama válvula de

Vieussens.

N.A.I: Vellum medullare superius. Velo medular superior.

Vieussens, Raymond: anatomista francés de Montpellier, 1641-1730. Fue un excelente estudioso de la estructura del corazón. En 1865 publicó "Neurología universalis".

GRAN SURCO CIRCUNFERENCIAL DE VICQ-D´AZYR

Entre los surcos de primer orden del cerebelo, el más importante de todos es el surco de Vicq-d´Azyr, Félix: médico y anatomista francés, 1749-1794.

CÉLULAS DE PURKINJE

Células de la corteza cerebelosa, forman una fila única, es una zona separativa de la capa externa y de la capa interna.

N.A.I: Stratum ganliosum. Capa ganglionar

Purkinje, Johannes: fisiólogo bohemio, 1787-1896.

FASCÍCULO CEREBELOSO DESCENDENTE DE THOMAS

En las conexiones del núcleo dentado del cerebelo, existen fibras eferentes que se dirigen hacia abajo, al bulbo raquídeo; costituyendo dos fascículos, uno de ellos se dirige a la formación reticular, entre el cuerpo olivar superior y el asa del facial. Este fascículo no es admitido por todos los autores.

N.A.I: Fascículo cerebeloso descendente.
Thomas.

FASCÍCULO EN GANCHO DE RUSSEL

Un segundo fascículo descendente, conectado con el núcleo dentado, rodea en gancho al pedúnculo cerebeloso superior;

desciende al lado interno del pedúnculo cerebeloso inferior y después al bulbo raquídeo. No es admitido por todos los autores.

N.A.I: Fascículos uncinatos. Fascículo en gancho.
Russel, William: médico inglés, 1855-1940.

VENTRÍCULO DE ARANCIO

El pico del cálamo corresponde al ángulo inferior del suelo ventricular en la parte más profunda de este suelo; en este punto a la entrada del conducto del epéndimo, existe una especie de fondo de saco, que se le designa con el nombre de ventrículo de Arancio.

N.A.I: Sulcus sagitales fossae Rhomboides. Surco sagital fosa romboidal.
Arancio, Julio César: anatomista italiano, 1530-1589. Profesor en Bolonia, se dedicó a la anatomía del feto.

VARILLA DE ARMONÍA DE BERGMANN

Una de las bandas del cálamo es a veces muy manifiesta, camina entre la eminencia teres y la base del ala blanca interna; es la varilla de armonía o también llamado conducto sonoro.

N.A.I: Striae medullares sive acusticae. Estría médula acústica.
Bergmann, Ernst von: cirujano alemán nacido en Riga, 1836-1907. Profesor de cirugía de la Universidad de Dorpat, 1875. Publicó una obra sobre cirugía cerebral: "Die Chirurgische Behanlung der Hirnkran Kheiten.

PUENTE DE VAROLIO

Corresponde a la protuberancia anular, mesocéfalo es una eminencia cuadrilátera, intermedia al bulbo, al cerebelo y pedúnculos cerebrales.

N.A.I: Pons Varoli. Protuberancia anular.
Varolio, Constanzo: anatomista y cirujano italiano, 1542-1575.

PROCESSUS LATERALES DE REICHERT

El triángulo inferior bulbar del IV ventrículo, emite dos prolongaciones laterales; los procesus laterales de Reichert, que rodeando los pedúnculos cerebelosos inferiores, se extienden hasta el origen de los nervios mixtos.

N.A.I: Recessus laterales ventrículo quarti. Prolongación del área vestibular del IV ventrículo.
Reichert, Kart B: anatomista alemán, 1811-1844.

ÁREA PLUMIFORME DE RETZIUS

En el triángulo inferior del piso del IV ventrículo a cada lado del surco medio, se describen el ala blanca interna o trígono del hipogloso; con sus dos segmentos. La porción externa o lateral es el área plumiformis de Retzius.

N.A.I: Segmento lateral del ala blanca interna.
Retzius, Andrés Adolf: anatomista sueco, 1769-1860.

AGUJERO DE MAGENDIE

Descrito por primera vez por Magendie, en 1842, comunica el IV ventrículo con los espacios subaracnoideos. Cuando se levanta la parte posterior del cerebelo, se observan a nivel del pico del cálamo el orificio, redondeado, situado en la línea media.

N.A.I: Aperturae mediana ventriculi quarti. Agujero mediano del IV ventrículo.
Magendie, Francois: fisiólogo francés, 1783-1855. Profesor de

fisiología y patología general en el Colegio Francia. Fue uno de los fundadores del moderno método experimental; su obra principal: "Precis elementaire de physiologie.

AGUJERO DE LUSCHKA

El IV ventrículo presenta dos orificios laterales que también lo ponen en comunicación con los espacios aracnoideos. De forma semilunar, derecho e izquierdo, ocupan el extremo interno del divertículo o recessus laterales del IV ventrículo.

N.A.I: Aperturae laterales ventriculi IV. Agujero lateral del IV ventrículo.

Luschka, Hubert von: anatomista alemán, 1820-1875.

TRIÁNGULO DE REIL

Surco longitudinal, el surco lateral del istmo, divide a la cara externa de los pedúnculos en dos planos: superior e inferior. El plano superior tiene la forma de un triángulo, cuya base está constituida por el surco lateral; el lado superior limitado por el tubérculo cuadrigémino posterior; el lado inferior cruza el pedúnculo cerebeloso superior: el triángulo de Reil, ocupado por el fascículo acústico.

N.A.I: Trigonum lemnisci. Triángulo lateral del pedúnculo.

Reil, Johan C: anatomista de Halle, 1759-1813.

LOCUS NIGER DE SOEMMERING

En número de dos, derecho e izquierdo, cada locus Níger, o substancia negra, constituye un núcleo del mesencéfalo. Se encuentra en toda la altura del mesencéfalo, y tiene el corte transversal en forma de media luna de concavidad dorsal que separa el pie de la cálota peduncular. El sistema nigroestrial es uno de los sistemas dopaminérgicos conocidos.

N.A.I: Nucleus Niger. Substancia negra
Nommering o Sommering, Samuel Thomas von: anatomista
alemán, 1755-1830.

DECUSACIÓN DE MEYNERT

La substancia reticular del pedúnculo es de constitución
compleja, las fibras que pasan por ella son de origen múltiple,
unas proceden de los tubérculos cuadrigéminos anteriores y
llegan al bulbo (fibras tecto bulbares), se entrecruzan en la
línea media formando en el entrecruzamiento dorsal de la
cálota de Meynert, o "decusación en fuerte".

**N.A.I: Decussattio tegmenti dorsalis. Decusación
tegmental dorsal.**
Meynert, Theodor: neurólogo de Viena, 1833-1892.

DECUSACIÓN DE FOREL

La substancia reticular de los pedúnculos es también
atravesada por las fibras de los fascículos rubroespinales, que
también se entrecruzan formando la decusación ventral de
Forel.

**N.A.I: Decussatio tegmenti ventralis. Decusación
tegmental ventral.**
Forel, Auguste: neurólogo suizo, 1848-1931.

NÚCLEO ROJO DE STILLING

Aparece en los cortes como un núcleo redondeado, de
tamaño considerable, situado dorsalmente a la substancia
negra peduncular; se extiende a lo largo del mesencéfalo, su
color es ligeramente rosado. Es considerado el núcleo rojo
como una formación altamente especializada de los núcleos
motores de la cálota.

N.A.I: Nucleus ruber. Núcleo rojo

Stilling, Benedict: anatomista alemán, 1810-1897.

NÚCLEO BLANCO DE STILLING

En los cortes bajos del pedúnculo, el núcleo rojo ha desaparecido, y en su lugar se ve el pedúnculo cerebeloso superior; conglobado de forma redondeada, sin células, que se designa con el nombre de núcleo blanco de Stilling.

N.A.I: Nucleus albus. Núcleo blanco
Stiling, Benedict: anatomista alemán, 1810-1879.

NÚCLEO INTERSTICIAL DE CAJAL

Forma un pequeño núcleo situado en la parte más rostral del mesencéfalo; casi a nivel con el acueducto de Silvio. Es dorsomedial en relación al núcleo rojo. De este núcleo se originan fibras que se distribuyen en el núcleo del III a IV pares, en el núcleo vestibular medio y en la médula espinal.

N.A.I: Nucleus intertialis. Núcleo intersticial
Ramón y Cajal, Santiago: Histólogo español. Nació en Petilla se Aragón (Navarra), 1852-1934.

NÚCLEO DE DARKSCHEWITSCH

Se encuentra en la substancia gris central que rodea el acueducto, por detrás y por fuera del núcleo del III par. Las fibras que parten de él pasan a formar la comisura posterior.

N.A.I: Núcleo de la comisura posterior
Darkschewitsch, Líveri: neurólogo ruso, 1888-1925.

CINTA DE REIL

Ofrece forma de cinta, recorre el tronco cerebral, formando un fascículo bien aislado, que ocupa la substancia reticulada blanca en el límite del pie y la cálota del tronco cerebral. Su contingente formativo lo constituyen fibras sensitivas.

N.A.I: Lemniscus laterales. Porción lateral de la cinta (Lemniscus medialis). Porción medial de la cinta.
Reil, Johan C: anatomista de Halle, 1759-1813.

FASCÍCULO DE TURCK

En la sistematización del pie peduncular, por comodidad en la descripción, se divide en zonas: interna, media y externa. En el segmento externo quinto externo del pie peduncular, está ocupado por fibras que tienen su origen en la corteza de las circunvoluciones temporales, pasan por el segmento sublenticular de la cápsula interna antes de llegar al pedúnculo. Terminan en los núcleos del puente, son fibras temporoprotuberanciales.

N.A.I: Pars frontales tractus cortico-pontinus. Parte frontal del tracto corticopontino.
Turck, Ludwig: neurólogo y laringólogo austriaco, 1810-1868.

FASCÍCULO EN BANDA DE FERE

Se han descrito fibras aberrantes de la vía peduncular, en ciertos casos estas fibras aberrantes se exteriorizan, pasan por fuera del pedúnculo y constituyen el fascículo en banda de Fere.

N.A.I: Pes lemniscus superficial. Fascículo en banda superficial.
Fere.

DECUSACIÓN DE WERNEKINK

Cerebelorrubrica, nacida en el núcleo dentado, se entrecruza en la unión de la protuberancia con el pedúnculo, formando la decusación de Wernekink, y llegan al núcleo rojo del lado opuesto.

N.A.I: Decussatio brachii conjuntivi. Decusación del

brazo conjuntival.

Wernekink, Fiedrich Christian: anatomista alemán, 1798-1835.

ACUEDUCTO DE SILVIO

Es un conducto longitudinal, de 1 a 2 mm de diámetro y 15mm de longitud que comunica el cuarto ventrículo con el tercer ventrículo o ventrículo medio.

N.A.I: Aqueductus cerebri. Acueducto cerebral.

Silvio, Franz de la Boe: patólogo y químico holándes, 1614-1672. Nacido en Hanau. Como anatomista descubrió el acueducto y la fosa que llevan su nombre. Fue el fundador de la iatroquímica, al dar todo el valor a la primera raíz de esta palabra. Su obra más importante: "Praxeos medicae idea nova".

HENDIDURA CEREBRAL DE BICHAT

Se designa con el nombre de gran hendidura cerebral, a un surco profundo impar, simétrico, situado en la base del cerebro, a lo largo del cual se insinúa la piamadre en el espesor de la masa hemisférica.

N.A.I: Fisura transversa cerebro. Hendidura transversal cerebral.

Bichat, Marie Francois Xavier: anatomista y fisiólogo francés, 1771-1802.

CISURA DE SILVIO

Es a la vez la mayor y la más compleja de las anfractuosidades, ha sido descrita por primera vez por Francois de Boe, que escribía con el nombre de Silvio; se origina en la cara inferior del cerebro, se dirige hacia afuera, describiendo una curva de concavidad posterior y llega al borde externo del hemisferio, tiene un trayecto de 8 a 9 cm de longitud. Al separar sus labios apreciamos la fosa silviana que está ocupada por el lóbulo de la ínsula.

N.A.I: Fisura cerebro laterales. Cisura lateral cerebral.
Silvio, Franz de la Boe: patólogo y químico holandés, 1614-1672. Nacido en Henao. Como anatomista descubrió el acueducto y la fosa que llevan su nombre. Fue el fundador de la iatroquímica, al dar todo el valor a la primera raíz de esta palabra. Su obra más importante: "Praxeos medicae idea nova".

CISURA DE ROLANDO
Esta cisura separa el lóbulo frontal del lóbulo parietal, empieza en el ángulo que forma la cisura de Silvio y su prolongación ascendente, se dirige oblicuamente atrás y arriba hacia la cisura interhemisférica. Su longitud es de 9cm.

N.A.I: Sulcus centralis. Surco central cerebral.
Rolando, Luigi: anatomista italiano, 1773-1831. Se dedicó a la anatomía del sistema nervioso.

SURCO DIAGONAL DE EBERSTALLER
Cuando el pie de la tercera frontal está bien desarrollado, se ve ordinariamente en su superficie un surco más o menos largo y profundo, que lo recorre de abajo a arriba y de delante a atrás: es el surco diagonal de Eberstaller.

PLIEGUES VERTICALES DE GROMIER
En su porción curva, el surco interparietal ofrece a menudo pliegues anastomóticos superficiales o profundos, designados con el nombre de pliegues verticales de Gromier.

N.A.I: Pliegues verticales.
Gromier.

SURCO PARIETAL TRANSVERSO DE BRISSAUD
En su trayecto, el surco interparietal abandona un ramo secundario que se dirige arriba y delante de la cisura perpendicular externa: es el surco parietal transverso de Brissaud.

N.A.I: Sulcus parietalis transversus. Surco parietal transverso.
Brissaud, Edouard: médico francés, 1852-1909.

SURCO INTERMEDIO DE JENSEN
Un ramo descendente de la cisura interparietal que divide la circunvolución parietal inferior en dos porciones, una anterior, el pliegue marginal superior; otra posterior, el pliegue curvo, es el surco de Jensen.

N.A.I: Sulcus intermedius. Surco intermedio primario.
Jensen, Carl Olaf: patólogo dinamarqués, 1854-1934.

PLIEGUE DE GRATIOLET
La circunvolución parietal inferior comprende toda la porción del lóbulo parietal situada debajo del surco interparietal. Se divide en dos partes por el surco intermediario de Jensen; una anterior que se extiende del surco de Jensen al pie de la parietal ascendente y constituye el Girus supra marginales o lóbulo marginal superior de Gratiolet, o pliegue marginal superior.

N.A.I: Gyrus supramarginalis. Circunvolución supramarginal.
Gratiolet, Louis Pierre: anatomista francés, 1815-1865.

PLIEGUE TEMPORAL DE BROCA
El Gyrus supramarginalis envía a la primera circunvolución temporal un primer pliegue de paso: el pliegue temporal de

Broca.

N.A.I: Pliegue temporal.

Broca, Paul: neurólogo y antropólogo francés, 1824-1880; considerado el padre de la antropología moderna: Realizó estudios sobre la afasia atáxica, anatomía cerebral.

ZONA DE WERNICKE

El lóbulo del pliegue curvo constituye la mayor parte de lo que los neuropatólogos designan con el nombre de zona de Wernicke; la del hemisferio izquierdo tiene acción principal en el lenguaje interior.

N.A.I: Lóbulo del pliegue curvo.

Wernicke, Carl: alienista alemán, 1848-1905.

INSULA DE REIL

El lóbulo de la ínsula o del cuerpo estriado, está situado profundamente en la cisura de Silvio, e íntimamente unido al cuerpo estriado.

N.A.I: Insula.

Reil, Johan C: anatomista de Halle, 1759-1813.

CIRCUNVOLUCIÓN TEMPORAL TRANSVERSA DEHESCHL
PLIEGUE DE PASO TEMPOROPARIETAL DE BROCA

En la parte anterior e inmediatamente detrás del lóbulo de la ínsula, se encuentra una circunvolución de paso a menudo muy desarrollada, que dirige oblicuamente de arriba-abajo y de delante atrás. Se considera en efecto una anastomosis colocada entre la primera temporal y la circunvolución parietal inferior.

N.A.I: Pliegue de paso temporoparietal.
Broca, Paul: neurólogo y antropólogo francés, 1824-1880.
Considerado como el padre de la antropología moderna.
Heschl, Richard: patólogo austriaco, 1824-1881.

CISURA SUBPARIETAL DE BROCA

En el punto donde se flexiona para llegar al borde superior del hemisferio, la cisura calloso-marginal abandona una prolongación posterior que continúa su dirección primitiva, pero que es ordinariamente interrumpida por uno o dos pliegues de paso verticales. Este surco, denominado cisura subparietal, está separado por la cisura perpendicular interna, por un pliegue de paso: el parieto-límbico posterior de Broca.

N.A.I: Cisura subparietal.
Broca, Paul: neurólogo y antropólogo francés, 1824-1880.
Considerado como el padre de la antropología moderna.

SURCO SUPRAORBITARIO DE BROCA
EL SURCO ROSTRAL DE EBERSTALLER

La circunvolución frontal interna está entre el borde superior del hemisferio y la cisura calloso- marginal, es muy tortuosa y presenta en su superficie varios surcos subalternos. Entre estos surcos existe uno que por su longitud adquiere importancia: el surco supraorbitario, comienza en la proximidad de la punta de la circunvolución frontal interna, de allí en adelante y arriba y termina cerca del borde del hemisferio.

N.A.I: Surco supraorbitario.
Broca, Paul: neurólogo y antropólogo francés, 1824-1888.
Considerado como el padre de la antropología moderna.

TRACTOS BLANCOS O NERVIOS DE LANCISI

La cara superior del tronco del cuerpo calloso, ofrece en la línea media, un surco longitudinal, a cada lado de este surco se ven dos pequeños cordones longitudinales, que se extienden en sentido sagital de un extremo a otro del cuerpo calloso: son los tractos blancos o nervios de Lancisi.

N.A.I: Stratum griseum. Capa gris.
Lancisi, Giovanni María: médico italiano, 1654-1720.

PSALTERIUM O LIRA DE DAVID
La cara inferior del cuerpo calloso en la línea media da inserción al septum lúcidum; por detrás entra en contacto íntimo con las fibras transversales del trígono: el psalterium o lira de David.

N.A.I: Stratum griseum. Capa gris
Lancisi, Giovanni María: médico italiano, 1654-1720.

PSALTERIUM O LIRA DE DAVID
La cara inferior del cuerpo calloso en la línea media da inserción al septum lúcidum; por detrás entra en contacto íntimo con las fibras transversales del trígono: el psalterium o lira de David.

N.A.I: Psalterium. Lámina triangular del trígono cerebral.
David: Segundo Rey de Israel; hijo menor de Isaías. Proclamado Rey de la tribu de Judea y de todo Israel. Abdicó en su hijo Salomón en el año 970 a.C. Fue uno de los mejores poetas de Israel. Compuso gran número de salmos de hermosa lírica.

RODETE DE REIL
El extremo posterior redondeado y romo del cuerpo calloso, constituye el rodete o esplenio, forma el labio superior de la

hendidura cerebral de Bichat que lo separa de los tubérculos cuadrigéminos y de la glándula pineal.

N.A.I: Spleniumcorporis calloso. Esplenio. Rodete del cuerpo calloso.
Reil, Johan C: anatomista de Halle, 1759-1813.

VENTRÍCULO DE VERGA
Existe entre el rodete y el trígono una hendidura que comunica a los lados con los ventrículos laterales: es el ventículo de Verga.

N.A.I: Ventrículo sexto.
Verga, Andrea: anatomista y psiquiatra italiano, 1811-1895.

AGUJERO DE MONRO
Los pilares anteriores del trígono, desde el ángulo anterior del trígono, se separan uno del otro, en ángulo agudo y se flexionan hacia abajo, rodean el extremo anterior del tálamo óptico, pero pierden su contacto. De ello resulta a cada lado, la formación de un orificio redondeado u oval, que se comunica al ventrículo lateral con el medio: es el agujero de Monro.

N.A.I: Foramen interventriculare. Agujero interventricular.
Monro, Alexander: cirujano inglés, 1737-1817.

TRONCO COMÚN DELFASCÍCULO DE VICQ-D´AZYR Y DEL FASCÍCULO DE GUDDEN
Los antiguos anatomistas habían observado que un fascículo voluminoso salía del núcleo interno del tubérculo mamilar: se le denomina tronco común del fascículo del Vicq-D´Azyr y del fascículo de Gudden. El primero llega al tálamo óptico y el segundo a la cálota protuberancial.

N.A.I: Fascículo mamilotalámico y mamilo peduncular.
Vicq-D´Azyr, Félix: médico y anatomista francés, 1748-1794.
Gudden, Bernard von: neurólogo alemán, 1824-1886.

ESPOLÓN DE MORAND

Fue descrito por Morand en 1744, quien la comparó a un espolón y de ahí su nombre. También se le llama pequeño hipocampo. Se encuentra en la pared inferointerna del ventrículo lateral; ocupando toda la superficie del asta occipital; es una eminencia cónica, de color blanco que tiene aproximadamente la misma dirección y forma la cavidad que lo contiene.

N.A.I: Calcar avis. Espolón ventriculolateral.
Morand, Sauveur Francois: cirujano francés, 1697-1773.

CINTILLA DE GIACOMINI

Es la extremidad anterior del cuerpo abollonado, que aparece bajo la forma de una cintilla de aspecto gelatinoso, de color ceniciento y de 1mm de longitud: es la cintilla de Giacomini.

SURCO DE MONRO

Surco anteroposterior, extendido desde el agujero de Monro, al acueducto de Silvio.

N.A.I: Sulcus hipotalámico. Surco hipotalámico.
Monro, Alexander: cirujano inglés, 1737-1817.

CORPUS ALBUM SUBROTUMDUM DE VIEUSSENS

Cara superior del tálamo óptico, por delante, cerca del agujero de Monro, se hincha en una eminencia granulosa: el tubérculo anterior o corpus album subrotumdum de Vieussens; corresponde al núcleo anterior.

N.A.I: Tubérculo anterior.

Vieussens, Raymond: anatomista francés de Motpellier, 1641-1730. Fue un excelente estudioso de la estructura del corazón. En 1865 publicó: "Neurología universalis".

CENTRO MEDIO DE LUYS

En la parte inferoexterna del núcleo interno del tálamo, se aprecia una parte más gris, de estructura diferente, a la que se da el nombre de centro medio de Luys. Situado por debajo del pulvinar.

N.A.I: Centrum medianum. Centro medio.

Luys, Jules Bernard: médico francés, 1828-1898.

NÚCLEO SEMILUNAR DE FLECHSIG

Este núcleo, que aisla la lámina medular media, está aplicado a la cara ventral del núcleo externo. Rodea como una hoz el centro medio de Luys, del que está separado por la lámina medular interna.

N.A.I: Nucleus ventralis posteromedialis. Núcleo arqueado.

Flechsig, Paul Emil: neurólogo alemán, 1874-1929.

RADIACIONES ÓPTICAS DE GRATIOLET

El tálamo tiene conexiones con la corteza cerebral. Del tálamo parten fibras que se expansionan en el centro oval, forman lo que se denomina la corona radiante; ésta comprende fibras talamofugas y talamopetas, todas se designan en cuatro pedúnculos: anterior, posterior, superior e inferointerna. El pedúnculo posterior comprende fibras que proceden del pulvinar. Constituyen las radiaciones ópticas de Gratiolet, atraviesan el campo de Wernicke y terminan en la cisura calcarína del lóbulo occipital.

N.A.I: Radiaciones ópticas.
Gratiolet, Louis Pierre: anatomista francés, 1815-1865.
Wernicke, Carl: alienista alemán, 1848-1905.

FASCÍCULO TEMPOROTALÁMICO DE ARNOLD

Reúne la corteza temporooccipital a la parte posteroinferior del pulvinar, después de haber atravesado el segmento retrolenticular de la cápsula interna.

N.A.I: Fascículo temporotalámico.
Arnold, Friederich: anatomista alemán, nacido en Edekoben, 1803-1890. Profesor de anatomía de Heidelberg, Friburgo, Tubinga. Director del Instituto Anatómico de Lunch.

FASCÍCULO TALÁMICO DE FOREL

Procede de la región infraóptica; pasa por delante del núcleo rojo y llega al tálamo óptico por su cara inferior.

N.A.I: Fascículo talámico.
Forel, Auguste: neurólogo suizo, 1848-1931.

FASCÍCULO LENTICULAR DE FOREL

Este fascículo está constituido por las fibras radiadas del globus pálido, describe un arco de concavidad inferior que atraviesa la cápsula interna para venir a colocarse encima del cuerpo de Luys.

N.A.I: Fascículo lenticular.
Forel, Auguste: neurólogo suizo, 1848-1931.

COMISURA DE MEYNERT

Se extiende de la cara inferior del globus pallidus de un lado, al globus pallidus del lado opuesto.

N.A.I: Comisura cerebral anterior.

Meynert, Theodor: neurólogo de Viena, 1833-1892.

CUERPO DE LUYS

Tiene forma de una lentejuela de eje mayor anteroposterior, dirigida de atrás-adelante, de arriba-abajo y de afuera-adentro. Asienta en la parte media del tálamo óptico, encima del locus Níger, debajo del fascículo lenticular que lo separa de la zona inserta. Puede referirse a las vías motoras extrapiramidales y del órgano motor reflejo.

N.A.I: Nucleus subtalámicus. Núcleo subtalámico.
Luys, Jules Bernard: médico francés, 1829-1893.

FIBRAS ARQUEADAS DE ARNOLD
FIBRAS EN "U" DE MEYNERT
FIBRAS PROPIAS DE LAS CIRCUNVOLUCIONES

Nacen en el vértice o en lado de una circunvolución próxima después de haber rodeado la cisura intermedia. Corresponden a la disposición de las fibras del centro oval.

N.A.I: Fibras de asociación.
Arnold, Friederich: anatomista alemán, nacido en Edenkoben, 1803-1890.
Meyert, Theodor: neurólogo de Viena, 1833-1892.

FASCÍCULO OCCIPITAL PERPENDICULAR DE WENICKE

Une el borde superior del lóbulo occipital a su carta inferior. Forma una especie de tabique vertical tendido en la punta del cuneus a la terminación de la cisura.

N.A.I: Fascículo occipital perpendicular de la cisura.
Wernicke, Carl: alienista alemán, 1848-1905.

FASCÍCULO OCCIPITAL TRANSVERSO DEL

LÓBULO LINGUAL DE VIALET

Nace en el lado de la cisura calcarína, se dirige transversalmente hacia afuera, cubre el fascículo longitudinal inferior y termina en la corteza de la convexidad del lóbulo occipital.

N.A.I: Fascículo occipital transverso.

Vialet: Discípulo de Dejerine.

TIENDA OLFATIVA DE TROLARD

El extremo anterior del bulbo olfativo, redondeado blando, se insinúa debajo de un pequeño pliegue de la duramadre: la tienda olfativa de Trolard.

N.A.I: Tienda olfativa.

Trolard.

SUBSTANCIA PERFORADA O SUBSTANCIA GRIS DE SOEMMERING

El espacio perforado anterior está atravesado por la cintilla de Broca, que lo divide en dos partes: una anteroexterna: la substancia gris de Soemmering

N.A.I: Substancia perforada anteroexterna.

Soemmering o Sommerring, Samuel Thomas von: anatomista alemán, 1775-1830.

CINTILLA DE BROCA

Difícil de ver en el hombre, continúa los pedúnculos del cuerpo calloso, extendiéndose del ángulo anterointerno del espacio cuadrilátero a su ángulo posteroexterno.

N.A.I: Cintilla longitudinal.

Broca, Paúl: neurólogo o antropólogo francés, 1824-1880. Considerado como el padre de la antropología moderna.

FASCÍCULO SENSORIAL DE EDINGER

Algunos autores admiten un fascículo vestíbulo-cerebeloso periférico, constituido por ciertas fibras periféricas que van directamente al cerebelo y constituyen el fascículo sensorial directo de Edinger.

N.A.I: Fascículo vestíbulo-cerebeloso.
Edinger, Ludwig: neurólogo alemán, 1842-1918.

NÚCLEO GUSTATIVO DE NAGEOTTE

Este núcleo llega a ser el centro bulbar del glosofaríngeo sensorial.

N.A.I: Núcleo gustativo.
Nageotte, Jean: histólogo francés, 1866-1948.

ARTERIA FRONTAL INTERNA Y MEDIA DE DURET

Rama colateral de la arteria cerebral anterior, voluminosa, llega a la cisura calloso-marginal, que sigue de adelante-atrás; cambia luego de dirección para llegar al borde convexo del hemisferio.

N.A.I: Arteria calloso marginal.
Duret, Henri: neurólogo francés, 1849-1921.

ARTERIA COROIDEA POSTERIOR Y LATERAL DE DURET

Rama colateral de la arteria cerebral posterior, se divide en dos ramas que siguen el borde superointerno del tálamo óptico, el ramo externo está en contacto de la coroidea anterior, rama de la   Silvania; el ramo interno termina a veces en la cabeza del núcleo caudado.

N.A.I: Arteria coroidea posterior.

Duret, Henri: neurólogo francés, 1849-1921.

ARTERIA ÓPTICA INFEROEXTERNA DE DURET

Rama de la cerebral posterior, compuesta por un pedículo de 4 a 6 ramas que penetra en el tercio posterior de la cara inferior del tálamo óptico, distribuyéndose en este núcleo, en el cuerpo geniculado interno y parte anterior del pulvinar.

N.A.I: Pedículo talamogeniculado.
Duret, Henri: neúrologo francés, 1849-1921.

AMPOLLA DE GALENO

Al llegar a la base de la tela coroidea, las dos venas de Galeno se unen, para formar un tronco común, impar y medio, el cual va a desembocar en el extremo anterior del seno recto.

N.A.I: Tronco común de las venas profundas cerebrales.
Galeno: Médico griego, nacido en Pérgamo (Asia Menor) (131-200). Hijo de Nipón. Tuvo tres prestigiosos profesores: Sático, quien le enseño anatomía; Estratónico, clínica hipocrática; Pelópidas de Esmirna, filosofía. Publicó 83 escritos, entre ellos: "De las preparaciones anatómicas". "De las disecciones de las venas y las arterias". "Del movimiento de los músculos".

VENAS ESTRIADAS INFERIORES DE HEDON

Las venas basilares reciben afluentes internos y externos, los afluentes externos son muy importantes; existen ciertos números de ramos que descienden de los núcleos del cuerpo estriado, son las venas de Hedon.

N.A.I: Venas estriadas inferiores.
Hedon.

19 MENINGES

FORAMEN OVAL DE PACCHIONI

La tienda del cerebelo es un tabique transversal situado entre el cerebro que está encima y el cerebelo que está debajo. Tiene forma semilunar con abertura anterior. Se consideran en ella: dos caras y dos extremos. Las circunferencias, a su vez son, una posterior y la otra anterior. La circunferencia anterior o menor, de forma parabólica se extiende por debajo del canal basilar, y forma con la extremidad anterior de esta última, un orificio prolongado de delante-atrás: el foramen oval de Pacchioni. Este orificio corresponde al istmo del encéfalo, tubérculos cuadrigéminos y pedúnculos cerebrales.

N.A.I: Foramen oval. Agujero oval

Pacchioni, Antonio: anatomista italiano de Reggio Emilia, 1665-1726. Trabajó en el estudio de la duramadre y sus funciones.

LIGAMENTO ANTERIOR DE LA DURAMADRE DE TROLARD

En toda la altura del fondo del saco dural, se señalan prolongaciones fibrosas entre la cara anterior de la duramadre y el ligamento vertebral común anterior. El conjunto de las mismas forman en este punto un tabique medio incompleto con fenestraciones: es el ligamento anterior de la duramadre de Trolard.

N.A.I: Ligamento sacrodural.

Trolard.

CAVIDAD DE MECKEL

Desdoblamiento de la duramadre en la depresión de Gasser, en la que se aloja el ganglio de Gasser.

N.A.I: Cavum trigemial. Cavidad Trigeminal

Meckel, Johann Friederich: anatomista alemán, nieto del anterior del mismo nombre, 1781-1833.

20 SISTEMA NERVIOSO PERIFÉRICO

FIBRAS DE REMAK

Descritas por este autor en 1839, las descubrió en el gran simpático. Son fibras nerviosas enteramente provistas de mielina y de vaina de Schwann. Abundan en los filetes nerviosos que dependen del gran simpático.

N.A.I: Fibras amielínicas. Fibras pálidas.
Remak, Robert: neurólogo alemán, 1815-1865.

VAINA DE SCHWANN

Esta constituye alrededor del cilindro de mielina una delgada membrana anhista, provista en algunos puntos de núcleos adheridos dentro de una delgada atmósfera protoplasmática.

N.A.I: Neurilema.
Schwann, Theodor: fisiólogo alemán, 1810-1882.

GANGLIO DE GASSER

El trigémino V par craneal, nace aparentemente del lado ventral de la protuberancia (origen aparente); por dos raíces: la sensitiva voluminosa; la pequeña motora. La raíz gruesa se vuelve plexiforme y forma un enorme ganglio que se halla en la cara anterior del peñasco del temporal. Por su borde convexo emite tres ramos terminales que son de dentro-afuera: el nervio maxilar superior, el nervio oftálmico y el nervio maxilar inferior.

N.A.I: Ganglion semilunare. Ganglion trigeminale, Ganglio trigeminal o semilunar.

Passer, Johann Lorenz: anatomista vienés, 1723-1765.

NÚCLEO SENSITIVO PONTINO DE DEJERINE

Las fibras sensitivas del ganglio de Passer, terminan en los núcleos de origen del trigémino; entre ellos en el núcleo bulboespinoso y el sensitivo pontino de Dejerine. En la protuberancia se encuentra por fuera del núcleo motor. Se extiende tanto en dirección craneal, como caudal. En él terminan las fibras cortas ascendentes de la raíz sensitiva.

N.A.I: Nucleus sensorius principales nervi trigemini. Núcleo sensitivo principal del nervio trigémino.
Dejerine, Joseph Jules: neurólogo francés de París, 1849-1917.

NERVIO RECURRENTE DE ARNOLD

Rama colateral del nervio oftálmico, se desprende de él por delante del ganglio de Passer, se dirige hacia atrás, penetra en el espesor de la tienda del cerebelo y se divide en filetes que llegan a la parte posterior de la hoz del cerebelo.

N.A.I: Ramo meníngeo.
Arnold, Friederich: anatomista alemán, nacido en Edenkoben, 1803-1890. Profesor de anatomía de Heidelberg, Friburgo, Tubinga, Director del Instituto Anatómico de Luch.

NERVIOS ESFENOPALATINOS EXTERNOS DE HIRSCHFELD

El nervio esfenopalatino da al ganglio esfenopalatino algunas fibras, debajo del ganglio, el nervio se expansiona en varios ramos terminales, entre ellos los nervios nasales superiores o esfenopalatinos externos de Hirschfeld.

N.A.I: Nervios nasales superiores.
Hirschfeld, Ludwig M: anatomista austriaco, 1816-1876.

NERVIO FARÍNGEO DE BOCK

Los nervios esfenopalatinos externos, pueden dar oriogen, desde que aparecen en las fosas nasales, a filetes que se dirigen atrás y llegan a la mucosa del orificio de la trompa, caminando con la arteria pterigopalatina en el conducto pterigopalatino. Estos filetes constituyen el nervio faríngeo de Bock.

N.A.I: Nervios faríngeos. Rami pharingici
Bock, August Carl: anatomista alemán, 1785-1833.

GANGLIO DE MECKEL

Pequeño engrosamiento grisáceo, situado en el lado interno del nervio maxilar superior y en la parte más alta del fondo de la fosa pterigomaxilar.

N.A.I: Ganglion   pterigopalatinus.   Ganglio pterigopalatino.
Meckel, Johann Friederich: anatomista alemán, nieto del anterior del mismo nombre, 1781-1833.

GANGLIO DE ARNOLD

Al nervio del maxilar inferior, se encuentra anexo un ganglio, el ganglio ótico o de Arnold, nombre del anatomista que lo descubrió en 1826. Está situado en el lado interno del nervio maxilar inferior.

N.A.I: Ganglion oticum. Ganglio ótico
Arnold, Friedrich: anatomista alemán, nacido en Edenkoben, 1803-1890. Profesor de anatomía de Heidelberg, Friburgo, Tubinga, director del Instituto anatómico de Lunch.

NERVIO INTERMEDIARIO DE WRISBERG

Es la raíz sensitiva del nervio facial, sus fibras tienen sus células de origen en el ganglio geniculado.

N.A.I: Nervus intermedus. Nervio intermediario

Wrisberg, Heinrich August: anatomista alemán, 1739-1808.

ASA DE HALLER

Es un filete nervioso muy delgado, no constante, cuando existe se desprende del facial debajo del estilomastoideo; se dirige adelante, adentro y detrás de la estiloides, rodea en asa el lado anterior de la vena yugular interna y termina en el tronco glosofaríngeo.

N.A.I: Ramo anastomótico del glosofaríngeo.

Haller, von Albert: fisiólogo y político suizo, 1708-1777.

ZONA DE RAMSAY HUNT

Entre las ramas colaterales del nervio facial, se describen las colaterales extrapétricas; una de ellas, el ramo sensitivo del conducto auditivo externo; suministra inervación sensitiva a una parte del pabellón, al conducto auditivo externo y a una parte del tímpano. Este territorio tiene el nombre de Ramsay Hunt.

N.A.I: Zona sensitiva auricular.

Rmsay Hunt.

GANGLIO DE CORTI

En el fondo del conducto auditivo interno el facial se divide en dos ramas terminales: una rama coclear y una rama vestibular. El nervio coclear penetra en la fosita coclear, después de haber atravesado los orificios de la criba espiral, llegan a la colúmela, se dirigen luego hacia el conducto espiral de Rosenthal, allí se hinchan en una especie de ganglio que se denomina, ganglio de Corti.

N.A.I: Ganglio espiral coclear.

Corti, Alfonso: anatomista italiano, 1822-1876.

GANGLIO DE POETTCHER

La rama coclear del auditivo abandona un pequeño ramo que va al vestíbulo, en el fondo del conducto auditivo; este filete nervioso presenta un pequeño ganglio de Poettcher; es homólogo de un ganglio raquídeo.

N.A.I: Ganglio del conducto auditivo.

Poettcher.

PATA DE GANSO DE VALENTIN

Una de las ramas terminales del nervio facial, la temporofacial, se divide en sus ramas terminales en el espesor de la glándula parótida, clásicamente a nivel del cuello del cóndilo (pata de ganso de Valentín). Las ramas son: frontal, palpebral, suborbitario, bucal superior.

N.A.I: Sin traducción. Corresponde al modo de división de esta rama del nervio facial.

Valentín, Gabriel Gustav: anatomista alemán, 1810-1883.

GANGLIO DE SCARPA

El nervio vestibular está destinado al vestíbulo del oído interno. Presenta en su trayecto, muy cerca del fondo del conducto auditivo interno un ganglio: el ganglio de Scarpa.

N.A.I: Ganglio vestibulare. Ganglio vestibular.

Scarpa, Antonio: cirujano anatomista y oftalmólogo italiano. Nacido en Motta de Livenzo, 1752-1832.

LA CINTILLA SOLITARIA DE MATHIAS DUVAL

EL FASCÍCULO RESPIRATORIO DE KRAUSSE
LA COLUMNA DELGADA DE CLARKE
EL FASCÍCULO SOLITARIO DE LENHOSSEK

Son una sola y misma pequeña columna nerviosa de dirección longitudinal que en corte transversal nos aparece en la formación reticular, por fuera del ala gris.

N.A.I: Fascículo solitario.
Mathias Duval: anatomista francés, 1844-1955.
Krausse, Wilhem Johan F: anatomista alemán, 1838-1910.
Clarke, Jacob Augustus Lockhart: médico inglés, 1817-1880.
Lenhossek, Mihaly: anatomista húngaro, 1863-1937.

GANGLIO DE ANDERSCH

El IX par presenta por sus fibras sensitivas una sinapsis ganglionar. El ganglio de Andersch, constante, ancho, situado en el lugar donde el nervio sale del cráneo en la fosita piramidal de la cara exocraneal del peñasco.

N.A.I: Ganglio petroso. Ganglio extracraneal.
Andersch, Carl Samuel: anatomista alemán, 1732-1777.

GANGLIO DE EHRENRITTER

El IX par también pesenta por sus fibras sensitivas sinapsis con este ganglio. Es inconstante, pequeño, situado en la raíz superior del IX par en el cráneo.

N.A.I: Ganglio intracraneal.
Ehrenritter, Johann: anatomista austriaco, nacido en 1790.

NERVIO DE JACOBSON

Descrito por Jacobson en 1818. Nace de la parte anteroexterna del ganglio de Andersch, se introduce en el conducto timpánico en la cara posteroinferior del peñasco que lo conduce a la caja del tímpano.

N.A.I: Nervio timpánico.

Jacobson, Ludwig Levin: anatomista dinamarqués, 1783-1843.

NÚCLEO INTERCALAR DE STADERINI

Se añade al núcleo dorsal del nervio vago, el núcleo intercalar de Staderini, es un centro órganovegetativo. Está situado en el ala gris a la altura del IV ventrículo.

N.A.I: Núcleo intercalar. Núcleo dorsal del vago.

Staderini, Rutilie: médico italiano del siglo XIX.

ASA NERVIOSA DE GALENO

El nervio laríngeo superior tiene filetes posteriores que se distribuyen por la mucosa faríngea que tapiza la cara posterior de la laringe. Existe un filete, más largo, que se dirige verticalmente hacia abajo y va a anastomosarse con un filete ascendente del nervio laríngeo inferior. Esta anastomosis entre los dos laríngeos es conocida con el nombre de: asa de Galeno.

N.A.I: Anastomosis interlaríngea.

Galeno: Médico griego, nacido en Pérgamo (Asia Menor) (130-200). Hijo de Nipón. Tuvo tres prestigiosos profesores: Sático, quien le enseño anatomía; Estratónico, clínica hipocrática; Pelópidas de Esmirna, filosofía. Publicó 83 escritos, entre ellos: "De las preparaciones anatómicas". "De las disecciones de las venas y las arterias". "Del movimiento de los músculos".

PLEXO DE HALLER

En su trayecto descendente, el nervio laríngeo externo envía filetes al cuerpo tiroides y al músculo constrictor inferior de la laringe. En la cara externa de este músculo contrae con el gran simpático, algunas anastomosis cuyo conjunto constituye el plexo de Haller.

N.A.I: Plexo laringosimpático.
Haller, Von Albert: fisiólogo y político suizo, 1708-1777.

NERVIO DE LATARJET
El último de los ramos gástricos del vago, es el más voluminoso, sigue un trayecto paralelo a la curvatura menor, hasta la unión de la porción vertical con la transversal del estómago.

N.A.I: Nervio antral. Nervio principal anterior de la curvatura menor del estómago.
Latarjet, André: anatomista francés, nacido en 1877.

NERVIO ACCESORIO DE WILLIS
El nervio espinal o undécimo par (XI) craneal. Es un nervio motor que termina en parte en el neumogástrico y de ahí el nombre de nervio accesorio del vago. Inerva a los músculos esternocleidomastoideo y trapecio. Se desprende del músculo y de la médula.

N.A.I: Nervio espinal XI par.
Willis, Thomas: anatomista y médico inglés, 1621-1675.

NERVIO RADICULAR DE NAGEOTTE
NERVIO DE CONJUNCIÓN DE SICAR Y CESTAN
Se designa con el nombre de nervio radicular de Nageotte, la porción de las raíces comprendidas entre el punto donde llegan a la duramadre y aquel en que la raíz posterior termina en el ganglio.

N.A.I: Nervio radicular.
Nageotte, Jean: histólogo francés, 1866-1948.
Sicard, Jean A: neurólogo francés, 1872-1920.

Cestan, Raymond: médico francés, 1872-1933.

NERVIO RESPIRATORIO DE CARLOS BELL

Corresponde al nervio frénico, es notable por su longitud y por la función. Su origen principal viene de la IV raíz cervical, tiene orígenes accesorios de la III y V cervicales; llega a la cara superior del diafragma.

N.A.I: Nervio frénico.

Bell, Carlos (sir Charles): neurólogo y fisiólogo escocés, nacido en Edimburgo, 1777-1842. El fundador de la anatomía nerviosa moderna.

Nota: No debe confundirse con el nervio respiratorio externo de Carlos Bell, que inerva al serrato mayor, también denominado nervio torácico inferior.

NERVIO PERFORANTE DE CASSERIO

El nervio musculocutáneo nace del tronco secundario superior, o medio musculocutáneo, de las raíces V y VI pares cervicales. Se origina en la axila, perfora el músculo coracobraquial, luego inerva al bíceps y al braquial anterior.

N.A.I: Nervio músculo cutáneo.

Caserío, Casserius, o Casseri, Julio: anatomista italiano, 1552-1616. Es el precursor de la anatomía comparada. Publicó un atlas de anatomía de los órganos de la voz y del oído; dejó preparadas ocho ilustraciones que se publicaron en Venecia.

ANASTOMOSIS DE CANNIEU RICHE

Anastomosis entre el nervio mediano y la rama profunda del nervio cubital. Es inconstante.

N.A.I: Anastomosis cubitomediana palmar. Anastomosis palmar profunda.

Cannieu

Richie o Richet, Didier Dominique Alfred: cirujano francés, 1816-1891.

GANGLIO DE NEUBAUER

El ganglio cervical inferior del sistema simpático, es constante, generalmente se fusiona con el primer ganglio torácico; el conjunto constituye el ganglio estelar de Neubauer.

N.A.I: Ganglion cervicothoracicum. Ganglio cervicotorácico. Ganglio estelar.
Neubauer, John Ernst: anatomista alemán, 1742-1777.

NERVIO YUGULAR DE ARNOLD

De la parte superior del ganglio cervical superior parten varios filetes: el primero el nervio yugular de Arnold, llega al agujero rasgado posterior, donde se divide en dos ramos: uno de los cuales termina en el ganglio de Andersch.

N.A.I: Ramo anastomótico craneal. Nervio yugular
Arnold, Friedrich: anatomista alemán, nacido en Edenkoben, 1803-1890. Profesor de anatomía de Heidelberg. Friburgo, Tubinga, director del Instituto anatómico de Lunch.

GANGLIO DE LOBSTEIN O DE ARNOLD

En el punto de convergencia de las raíces novena y duodécima dorsales, existe a menudo engrosamiento ganglionar denominado ganglio de Lobstein; del que parten algunos ramos para la aorta.

N.A.I: Ganglion splanchnicum. Ganglio esplácnico
Lobstein, Johann: cirujano de Estraburgo, 1777-1835
Arnold, Friedrich: anatomista alemán, nacido en Edenkoben, 1803-1890. Profesor de anatomía de Heidelberg. Friburgo,

Tubinga, Director del Instituto Anatómico de Lunch.

GRAN NERVIO SUPRARENAL DE CHAUSSIER
NERVIO SUPRARENAL DE CHAUSSIER

El nervio esplácnico mayor, se desprende de varias ramas, en definitiva tres, que provienen del cordón simpático. El punto de convergencia es variable, está comprendido entre la novena y la duodécima vertebra dorsal. Constituido el nervio esplácnico mayor, o gran nervio suprarenal de Chaussier, perfora el diafragma y se hace abdominal. Da colaterales al plexo aórtico, las ácigos y conducto torácico. El nervio esplácnico menor, nervio suprarenal de Chaussier, nace del simpático por una o dos raíces que emanan del décimo y undécimo ganglios. Atraviesa el diafragma y termina dando ramas al plexo solar.

N.A.I: Splanchici. Nervio esplácnico mayor y menor.
Chaussier, Francois: médico francés, 1746-1828.

NERVIO RENAL POSTERIOR DE WALTER

Se origina del simpático en su travesía diafragmática, a la altura del duodécimo ganglio dorsal. Llega al plexo renal por fuera del esplácnico menor. Este nervio es inconstante.

N.A.I: Nervio esplácnico inferior.
Walter, o Walther, August Friedrich: anatomista alemán, 1836-1921.

GANGLIO DE WALTER

La porción sacra del cordón simpático en la excavación pelviana, en la cara anterior del sacro; el número de ganglios es de 3 a 4; puede observarse en el vértice de la cadena un engrosamiento: el ganglio de Walter.

N.A.I: Ganglio simpático sacro.

Walter, o Walter, August Friedrich: anatomista alemán, 1836-1921.

NERVIO ERECTOR DE ECKARDT

El plexo hipogástrico está en conexión directa con el simpático y con el plexo sacro. Con el simpático, las anastomosis se dividen en tres grupos: superiores, medias e inferiores. Las anastomosis inferiores nacen de la cabeza sacra; estas anastomosis se establecen con las ramas del tercero y cuarto pares sacros, que contribuyen a formar el plexo pudendo o genital. Estas anastomosis representan el nervio erector del Eckardt.

N.A.I: Nervio erigente. Nervio erector.

Eckadt, o Eckart, o Ecker, Alexander: anatomista alemán, 1816-1887. Profesor de la Universidad de Basilea.

21 SENTIDO DEL TACTO

CORPÚSCULO DE PACINI

Los estudió Pacini en 1836 por primera vez al microscopio, observados por Vater en 1741. Son pequeños cuerpos ovoideos que se encuentran suspendidos en las extremidades de los ramúsculos de los nervios sensitivos. Se encuentran en gran abundancia en los dedos de la mano y de los pies. Son receptores para la sensibilidad a la presión.

N.A.I: Corpusculum lamelossum. Terminaciones subdérmicas.

Pacini, Filippo: anatomista italiano, 1812-1883.

CORPÚSCULO DE RUFFINI

Los descubrió Ruffini en 1894 en el pulpejo de los dedos del hombre, y en la piel de las plantas y palma de la mano. Situados en el tejido celular subcutáneo. Son receptores para el calor.

N.A.I: Corpúsculos de sensibilidad térmica.

Ruffini, Angelo: anatomista italiano, 1864-1929.

CORPÚSCULO DE MEISSNER

Fueron descubiertos por Wagner en 1852. Meissner los describió en 1853. Son pequeños aparatos sensoriales afectos del sentido del tacto. Se encuentran exclusivamente en las extremidades terminales de los miembros: manos y pies.

N.A.I: Corpusculum tactos. Corpúsculos del tacto.

Meissner, Gerg: fisiólogo alemán, 1829-1903.

22 SENTIDO DEL OLFATO

CARTILAGOS VOMERIANOS DE HUSCHKE

En el esqueleto de la nariz, se describen cartílagos accesorios, como los de Huschke, que ocupan el borde posteroinferior del cartílago del tabique. También se le llama cartílago de Jacobson.

N.A.I: Cartílago vomeriano, Cartílago sesamoideos.

Huschke, Emil: anatomista alemán, 1797-1858.

MEMBRANA DE SCHNEIDER

Todas las cavidades nasales se hallan tapizadas por una membrana muy importante, que se designa mucosa nasal, membrana de Schneider.

N.A.I: Mucosa nasal. Membrana pituitaria.

Schneider, Conrad Víctor: médico alemán, 1614-1680.

LOCUS LUTEUS DE ECKER

La pituitaria o mucosa nasal, es rosada en el vivo, en su parte superior presenta un ligero reflejo amarillento, corresponde al Locus Luteus de Ecker.

N.A.I: Mancha amarilla. Mancha olfatoria.

Ecker, Alexander: anatomista alemán, 1816-1867.

23 SENTIDO DE LA VISTA

LÁMINA ELÁSTICA ANTERIOR O DE BOWMAN MEMBRANA BASILAR ANTERIOR DE RANVIER

Se presenta en los cortes en forma de una delgada cinta hialina; se continúa en la circunstancia de la córnea con la membrana basilar conjuntiva.

N.A.I: Lámina elástica anterior.

Bowman, Sir William: médico inglés, 1816-1892.

Ranvier, Louis Antoine: patólogo francés, 1835-1992.

ESPACIO SUPRACOROIDEO DE SCHWALBE

La membrana supracoroidea, capa de tejido conjuntivo, situada entre la esclerótica y la coroides, contiene espacios linfáticos que comunican entre sí y constituyen en su conjunto el espacio supracoroideo de Schwalbe.

N.A.I: Espacio supracoroideo.

Schwalbe, Gustav: anatomista alemán, 1844-1916.

MEMBRANA DE RUYSCH

En su constitución anatómica de la coroides, se describe la capa de los capilares, cuyas mallas, irregularmente redondeadas cerca del nervio óptico, se alargan y se ensanchan conforme se acercan a la ora serrata.

N.A.I: Capa coriocapilar.

Ruysch, Frederick: anatomista holandés, 1638-1731.

MÚSCULO DE BRUCKE

El músculo ciliar, también denominado músculo de la coroides, tiene la forma de un anillo aplastado, está constituido por fibras lisas, estas fibras se ordenan de modo diferente por delante y por detrás. La porción anterior, radiada se designa con el nombre de músculo de Brucke.

N.A.I: Fibras radiadas. Fibras longitudinales, meridianas o anteroposteriores.
Brucke, Ernst: fisiólogo austríaco, 1819-1892.

MÚSCULO DE ROUGET O DE MULLER
Las fibras lisas posteriores del músculo ciliar, circulares, forman el músculo de Rouget o de Muller.

N.A.I: Fibras circulares, anulares, ecuatoriales.
Rouget, Charles Marie Benjamín: fisiólogo francés, 1824-1904.
Muller, Heinrich: anatomista alemán, 1820-1864.

CÍRCULO DE ZINN: CÍRCULO DE HALLER
Las arterias de la membrana iricorioidea proceden de tres orígenes: ciliares cortas posteriores, ciliares largas posteriores, ciliares anteriores. Al atravesar la esclerótica algunas de las arterias ciliares cortas posteriores, suministran varias colaterales, que se anastomosan entre sí, formando alrededor del nervio óptico un anillo arterial más o menos completo: anillo vascular escleral, círculo de Zinn, o también se le designa: círculo de Haller.

N.A.I: Anillo vascular escleral. Círculo arterial del nervio óptico.
Zinn, Johann Gottried: naturalista alemán, 1727-1759. Sucesor de Haller en Gotinga.

ESPACIO DE TENON

En la coroides, la linfa circula por hendiduras linfáticas, llega primero al espacio supracoroideo de la lámina fusca, luego pasa al espacio supraesclerótica o espacio de Tenon.

N.A.I: Espacio supraesclerótico.
Tenon, Jacquies René: cirujano francés, 1724-1816.

APONEUROSIS O CÁPSULA DE TENON

El globo ocular, nunca está en relación inmediata con los huesos, alojado por detrás en una especie de cúpula fibrosa que le forma la aponeurosis orbitoocular o aponeurosis de Tenon.

N.A.I: Aponeurosis orbitoocular.
Tenon, Jacques René: cirujano francés, 1724-1816.

LÁMINA DE BLECSSIZ

En la estructura de las zonas especiales de la retina visual se describe la ora serrata; representa el borde anterior de la retina visual. En ella las fibras de Muller aumentan. En los individuos de edad limitan por su fusión cavidades que resultan de la atrofia de los elementos propios de la retina, se le da el nombre de Blecssiz.

N.A.I: Cavidades de la ora serrata.
Blecssiz, o Blessig, Robert: oftalmólogo alemán, 1830-1878. Describió una degeneración quistoide periférica de la retina.

ZONA DE ZINN

Desde el punto de vista del equilibrio, el lente cristalino está mantenido en su posición por una membrana elástica llamada zona de Zinn.

N.A.I: Zonula filiares. Zona Ciliar Zónula.
Zinn, Johann Gottried: naturalista alemán, 1727-1759.

Sucesor de Haller en Gotinga.

CONDUCTO DE PETIT

Descrito por Petit en 1726. De los fascículos constitutivos de la zónula, unos vienen a terminar en los cristaloides anteriores, otros separándose, de los primeros se dirigen a los cristaloides posteriores. Entre estos se encuentra un espacio triangular que rodea a todo el cristalino, se conoce con los siguientes nombres: conducto circular abollonado; conducto abollonado de Petit, o conducto de Petit.

N.A.I: C onducto circular abollonado.

Petit, Francois Porfow: anatomista cirujano francés, 1664-1721.

CONDUCTO DE CLOQUET
CONDUCTO DE STILLING

El cuerpo vítreo está atravesado por un conducto anteroposterior, que sigue su eje, por esto se le denomina conducto central. Lo describe Cloquet por primera vez en 1881, luego Stilling.

N.A.I: Conducto central. Conducto Hialoideo.

Cloquet, Jules Germain: cirujano francés, 1790-1883.
Stilling, Benedict: anatomista alemán, 1810-1879.

ÁREA DE MARTEGIANI

El conducto central del vítro, comienza por detrás a nivel de la papila, por una extremidad ensanchada en forma de embudo: el área de Martegiani.

N.A.I: Área retrohialoidea

Martegiani, J: anatomista italiano del siglo pasado.

TENDÓN DE ZINN

Los músculos rectos del ojo, se insertan en el vértice de la órbita por medio de un tendón que le es común: el tendón de Zinn. Se inserta en la parte interna de la hendidura esfenoidal.

N.A.I: Tendineus comunis. Tendón común.
Zinn, Johann Gottried: anatomista alemán, 1727-1759. Scesor de Haller en Gotinga.

ANILLO DE ZINN

La cintilla superoexterna que nace del tendóin de Zinn, se divide en dos lenguetas secundarias, que reunidas por sus extremos circunscriben un segundo orificio denominado anillo de Zinn, por donde pasa el nervio nasalñ, el nervio motor ocular común, el motor ocular externo y la raíz simpática del ganglio oftálmico.

N.A.I: Anulus tendineus comunis. Anillo fibroso.
Zinn, Johann Gottried: naturista alemán, 1727-1759. Sucesor de Haller en Gotinga.

CONDUCTO DE PETIT

Descrito por Petit en 1726. De los fascículos constiutivos de la zónula, unos vienen a terminar en los cristaloides anteriores, otros separándose de los primeros se dirigen a los cristaloides posteriores. Entre estos se encuentra un espacio triangular que rodea a todo el cristalino, se conoce con los siguientes nombres: conducto circular abollonado de Petit, o conducto de Petit.

N.A.I: Conducto circular abollonado.
Petit, Francois Porfow: anatomista y cirujano francés, 1664-1741.

CONDUCTO DE CLOQUECT
CONDUCTO DE STILLING

El cuerpo vítreo está atravesado por un conducto anteroposterior, que sigue su eje, por esto se le denomina conducto central. Lo describe Cloquect por primera vez en 1881, luego Stilling.

N.A.I: Conducto central. Conducto Hialoideo.
Cloquet, Jules Germain: cirujano francés, 1790-1883.
Stilling, Benedict: anatomista alemán, 1810-1879.

ÁREA DE MARTEGIANI

El conducto central del vítreo, comienza por detrás a nivel de la papila, por una extremidad ensanchada en forma de embudo: el área de Martegiani.

N.A.I: Área retrohialoidea.
Martegiani, J: anatomista italiano del siglo pasado.

TENDÓN DE ZINN

Los músculos rectos del ojo, se insertan en el vértice de la órbita por medio de un tendón que le es común: el tendón de Zinn. Se inserta en la parte interna de la hendidura esfenoidal.

N.A.I: Tendineus comunis. Tendón común.
Zinn, Johann Gottried: naturista alemán, 1727-1759. Sucesor de Haller en Gotinga.

ANILLO DE ZINN

La cintilla superoexterna que nace del tendón de Zinn, se divide en dos lenguetas secundarias, que reunidas por sus extremos circunscriben un segundo orificio denominado anillo de Zinn, por donde pasan el nervio nasal, el nervio motor ocular común, el motor ocular externo y la raíz simpática del ganglio oftálmico.

N.A.I: Anulus tendineus comunis. Anillo fibroso.
Zinn, Johann Gottried: naturista alemán, 1727-1750. Sucesor de Haller en Gotinga.

GLÁNDULA DE MEIBOMIO

Las glándulas de Meibomio son pequeñas glándulas arracimadas dispuestas en el espesor de los tarsos, tienen un conducto central, al que van a abrirse numerosos fondos de sacos glandulares.

N.A.I: Glandulae tarsales (meibomii). Glándulas tarsales.
Meibomio o Meibon, Heinrich: anatomista alemán, 1638-1700.

GLÁNDULAS DE MOLL

Las glándulas sudoríparas especiales merecen descripción aparte. Entre estas, las glándulas axilares, las glándulas ceruminosas, y las glándulas de Moll, descritas por primera vez por el autor en 1857. Ofrecen la forma de un conducto muy sencillo, en zigzag; ocupan el espesor de los párpados y se abren en el borde libre de los mismos, en el intervalo de las pestañas.

N.A.I: Glandulae ciliares: Glándulas ciliares.
Moll, Jacob Antonius: oculista holandés, 1832-1914.

MÚSCULO DE RIOLANO

La capa muscular de los párpados está constituida por un músculo aplanado, semilunar, orbicular de los párpados. Los fascículos más internos del orbicular, constituyen el músculo de Riolano, los inmediatos a la hendidura palpebral.

N.A.I: Musculus orbicularis oculi, pars interna. Músculo orbicular de los párpados, parte interna.

Riolano, Jean: médico francés, 1580-1687.

GLÁNDULAS DE HENLE
En la conjuntiva ocular se ven en el fondo del saco de la conjuntiva tarsiana; están formadas por una inflexión del epitelio de la dermis. Su naturaleza glandular no está aún establecida.

N.A.I: Glándulas tubulosas conjuntivas.
Henle, Friederich Gustav J: anatomista alemán, uno de los más célebres de todos los tiempos, 1809-1885.

GLÁNDULAS DE KRAUSE Y CACCIO
Son formaciones aberrantes, análogas a las glándulas lagrimales. Constituyen dos grupos: las glándulas acinosas del fondo de saco superior o glándulas de Krause, y las glándulas acinosas tarsoconjuntivales o glándulas de Calcio. Situadas en el tarso encima de las glándulas de Meibomio.

N.A.I: Glándulas conjuntivales aberrantes.
Krause, Wilhem Johann F: anatomista alemán, 1793-1864.
Caccio

GLÁNDULA IMNOMINADA DE GALENO
Porción imnominada de la glándula lagrimal; alojada dentro de la fosita que tiene la órbita a nivel de la parte posterior superoexterna de su base.

N.A.I: Porción orbitaria de la glándula lagrimal.
Galeno: Médico griego, nacido en Pérgamo (Asia Menor). (131-200). Hijo de Nicon. Tuvo tres prestigiosos profesores: Sático, quien le enseño anatomía; Estratónico, clínica hipocrática; Pelópidas de Esmirna, filosofía. Publicó 83 escritos, entre ellos: "De las preparaciones anatómicas. De las disecciones de las venas y las arterias. Del movimiento de los

músculos"

GLÁNDULA ACCESORIA DE ROSENMÜLLER

Situada debajo de la porción orbitaria; es la porción palpebral de la glándula lagrimal, ocupa la parte externa del párpado superior.

N.A.I: Porción palpebral de la glándula lagrimal.

Rosenmüller, Johan Cristian: anatomista alemán. 1771-1820.

SENO DE MAIER

Se explica en la superficie del saco lagrimal, la abertura de la porción común de los conductos lagrimales. Esta abertura tiene forma redondeada u oval. A este nivel la pared del saco lagrimal se deprime, formando una pequeña fosita infundibuliforme conocida con el nombre de seno de Maier.

N.A.I: Seno del saco lagrimal.

Maier, Rudolf: médico alemán, 1829-1888.

SENO DE ARLT

En la parte inferior del saco lagrimal encontramos otra depresión o fosita, es el seno o recessus de Arlt.

N.A.I: Seno inferior del saco lagrimal.

Arlt, Ferdinand: oculista de Viena. Nació en Obergraupen, en 1812. Fue catedrático de Praga, Leipzig y Viena. Fundó en Berlín la Revista: "Archivos de Oftalmología".

SURCO LAGRIMAL DE VERGA

El orificio inferior del saco lagrimal, cuando desemboca más arriba de la pared externa del meato inferior, se prolonga por un canal vertical u oblicuo denominado surco lagrimal de Verga.

N.A.I: Surco lagrimal.
Verga, Andrea: anatomista y psiquiatra italiano. 1811-1895.

VÁLVULA DE ROSENMÜLLER
VÁLVULA DE BOCHDALEX DE TRAILLER DE
HASNER DE BERAUDE

La mucosa lacrimonasal presenta de trecho en trecho, repliegues transversales, estos repliegues mucosos son variables en forma y desarrollo; se les ha llamado válvulas. Se han descrito: 1º la válvula de Rosenmüller, también denominada Huschke, situada en el punto de terminación de los conductos lagrimales en la parte externa del saco. La válvula de Bochdalek, situada a nivel del punto lagrimal. La válvula de B´raud, que se desarrolla en el límite de separación del saco lagrimal con el conducto nasal. La válvula de Hasner, situada en el orificio inferior del conducto nasal. La válvula de Taillefer, que ocupa la porción media del conducto nasal.

N.A.I: Válvulas lagrimales.
Rosenmüller, Johan Cristhian: anatomista alemán. 1771-1820.

Huschke, Emil: anatomista alemán, 1797-1858.

Béraud, Bruno Jean: cirujano francés, 1823-1865.

Krause, Wilhelm Johann F: anatomista alemán, 1838-1910.

Hasner, Joseph Ritter von: oftalmólogo de Praga, 1819-1892.

24 SENTIDO DEL OÍDO

TUBERCULUM SUPRATRAGICUM DE HIS

El trago ofrece generalmente en el adulto y en el anciano, un vértice doble, uno inferior más voluminoso, otro superior situado situado debajo del surco anterior: el tuiberculum supratragicum de His.

N.A.I: Tubérculo superior del trago.

His, Wilhelm: anatomista alemán, 1831-1904.

OREJA DE BLAINVILLE

Caracterizada por simetría de los pabellones. Oreja de Morel: La parte superior de la oreja es plana, es la oreja de Macaco. Oreja de Wildermuth: 1.- Antehelix prominente. 2.- Lóbulo desarrollado escasamente o ausente, es la oreja de azteca.

Oreja de Stahl: 1.- El hélix muy ensanchado en su porción anterosuperior.

2.- Bifurcación del antehélix grande y ancha. 3.- Falta el lóbulo, la cavidad de la concha poco marcada, el hélix, antehélix y antitrago, están fusionados.

Oreja de Darwing: Presencia en la parte posterosuperior del reborde del pabellón de un tubérculo.

Blainville, Henry M. Ducrotay: zoólogo francés, 1778-1850.

Morel, Benit Agustín: alienista francés, 1809-1873.

Wildermuth, Hermann A: alienista alemán, 1852-1907.

Stahl, Friedrich Karl: médico alemán, 1811-1873.

Darwing, Charles Robert: naturalista inglés, 1809-1882.

TUBÉRCULO DE DARWING

Anomalía morfológica que se puede encontrar en el pabellón. Es una prominencia que aparece en el borde libre del hélix a nivel de su parte posterosuperior. Dicha anomalía es llamada reversiva.

N.A.I: Tubérculo auricular.
Darwing, Charles Robert: naturalista inglés, 1809- 1882.

FISURA ANTITRAGO HELICINA DE SCHWALBE

El cartílago de la oreja se continúa hacia abajo en forma de lengüeta, hállase ésta separada del antitrago por un surco triangular de vértice superior, el surco es denominado fisura posterior del cartílago de la oreja.

N.A.I: Surco antitrago-helicina.
Schwalbe, Gustav: anatomista alemán, 1841-1916.

PYRAMIDALIS AURICULAE DE JUNG
FASCÍCULO ACCESORIO DE SAPPEY

El músculo del trago presenta un pequeño fascículo, más o menos independiente que asciende hasta la apófisis del hélix: es el pyramidalis aurilae de Jung o fascículo accesorio de Sappey.

N.A.I: Fascículo piramidal auricular.
Jung, Carl Gustav: anatomista de Brasilea, 1793-1864.
Sappey, Marie Philibert: anatomista francés, 1810-1896.

SEGMENTO DE RIVINUS

La porción timpánica del conducto auditivo externo, se halla situada por debajo de la porción escamosa. Reviste la forma de un anillo que falta en la parte. Esta interrupción del anillo timpánico ha recibido el nombre de segmento de Rivinus.

N.A.I: Fisura timpánica.
Rivinus, Augusto Quirinus: anatomista alemán, 1652-1723.

CRISTA SPINARUM DE HENLE
Dos crestas, una superior y otra inferior, limitando por arriba al surco maleolar (este surco está situado en la cara interna de la rama anterior del círculo timpánico). La cresta superior es la crista spinarum de Henle, que termina en sus dos extremidades por dos espinas.

N.A.I: Cresta superior timpánica.
Hender, Friederich Gustav J: anatomista alemán, uno de los más célebres de todos los tiempos, 1809-1885.

INCISURAS TERMINALES DE SCHWALBE
En la porción cartilaginosa del conducto auditivo externo, el istmo del cartílago auricular va dirigido transversalmente; por dentro corresponde a una escotadura que se halla formada por el borde interno de la concha y el borde posterior del cartílago del conducto auditivo: es la incisura de Schwalbe.

N.A.I: Incisura Terminal auricular.
Schwalbe, Gustav: anatomista alemán, 1841-1916.

MEMBRANA DE SCHRAPNELI
La membrana del tímpano se remonta hasta la pared superior del conducto auditivo externo, y se inserta en dicho sitio, fusionándose con el periostio y en parte con la piel. Esta porción, la superior de la membrana timpánica, que corresponde al segmento de Revinus, y que se halla comprendida entre los dos ligamentos tímpanomaleolares y la pared superior de4l conducto auditivo, ha recibido el nombre de membrana flácida de Schrapneli.

N.A.I: Membrana fláccida.

Scrapneli.

APÓFISIS DE RAW

La apófisis larga o anterior del martillo, se conoce también como apófisis de Raw.

N.A.I: Apófisis delgada. Apófisis anterior.
Raw, o Ravius, Johann: anatomista holandés, 1658-1719.

FASCIA SALPINGOFARÍNGEA DE TROLTSCH

La lámina fibrosa de la trompa de Eustaquio inferiormente da origen a una fascia gruesa y resistente, la fascia salpingofaríngea de Troltsch.

N.A.I: Fascia salpingofaríngea.
Troltsh, o Troeltsch, Antón F. von: otólogo alemán, 1829-1890.

MANCHA CRIBOSA DE RICHERT

Las manchas cribosas corresponden a las zonas de paso de los vasos y nervios a través de la cápsula vestibular. La mancha cribosa de Richert, descrita en la parte inferior de la fosita coclear, es discutida.

N.A.I: Mancha cribosa coclear.
Richert, o Reichert, Kart B: anatomista alemán, 1811-1844.

COLUMELA DE BRESCHET

La columela es una masa de hueso poroso, de forma cónica, llena el espacio que dejan libre las espiras del conducto. Por su base se corresponde al fondo del conducto auditivo interno.

N.A.I: Eje del caracol.
Breschet, Gilbert: cirujano y anatomista francés, 1784-1845.

Profesor de la Facultad de París. Jefe de trabajos anatómicos en el hospital y miembro de la Academia de la Medicina.

CONDUCTO ESPIRAL DE ROSENTHAL

Conducto en espiral excavado cerca de la columela, llega hasta el vértice de la misma.

N.A.I: Conducto espiral.

Rosenthal, F. Ch: anatomista alemán, 1780-1829.

COLUMNAS DE LA RAMPATIMPÁNICA DE COTUGNO

La rampa timpánica del caracol, está próxima al conducto espiral de Rosenthal, y tiene en la primera vuelta del espiral, orificios que invaden también la lámina espiral y están separados por especies de columnas de la rampa timpánica de Cotugno.

N.A.I: Columnas de la rampa timpánica.

Cotugno, o Cotunnius, Doménico: anatomista italiano, 1736-1822.

FORAMEN SINGULAR DE MORGAGNI

Algo por detrás del fondo del conducto auditivo interno, se encuentra en la pared externa del conducto, un orificio: el foramen singular de Morgagni, por donde pasa el ramo posterior del nervio vestibular.

N.A.I: Agujero singular.

Morgagni, Giovan Batista: famoso anatomista y patólogo italiano, 1682-1771. Fundador de la anatomía patológica.

CONDUCTO DE HENSEN

La porción inicial del conducto coclear, está echada, sobre el suelo del vestíbulo, inmediatamente del sáculo, y se halla en relación con esta última cavidad por medio de un conducto vertical que ha sido llamado conducto de Hensen.

N.A.I: Ductus o canalis reuniens. Canal de comunicación.

Hensen, Víctor: anatomista y fisiólogo alemán, 1825-1924.

FOSITA COCLEAR DE REICHERT

El conducto coclear, parte esencial del caracol, empieza en el vestíbulo por una extremidad por una extremidad cerrada en fondo de saco, que descansa en la fosita coclear de Reichert.

N.A.I: Fosita coclear.

Reichert, Karl G: anatomista alemán, 1811-1844.

MEMBRANA DE REISSNER

Esta membrana fue descrita por este autor en 1851. Tiene su origen en la cara anterior de la lámina espiral, a nivel del borde interno de la cinta surcada. Forma la pared anterior del conducto coclear y separa este último de la rampa vestibular del caracol.

N.A.I: Membrana vestibularis. Membrana vestibular.

Reissner, Ernst: anatomista alemán, 1824-1878.

ÓRGANO DE CORTI

Descansa sobre los dos tercios o los tres cuartos de la membrana basilar. Se compone de: una serie de arcos; "arcos de Corti", de células epiteliales de la membrana reticular y la membrana de Corti. Los arcos de Corti, son una especie de arcos continuos, en toda la extensión del caracol; forman en conjunto una galería cubierta, un verdadero túnel, el túnel de Corti. La membrana de Corti, es una formación reticular colocada delante de la membrana reticular y cubriendo como ella el órgano de Corti. El ganglio de Corti llena el conducto de Rosenthal en toda su extensión, es con respecto a la rama coclear del acústico, lo que los ganglios espirales son para las raíces posteriores de los nervios raquídeos.

N.A.I: Organum spiralis. Órgano de Corti. Arcos cocleares. Membrana tectorial. Ganglio espiral. Ganglio coclear.

Corti, Alfonso: anatomista italiano, 1822-1876.

HUMOR DE VALSALVA Y HUMOR DE SCARPA

En 1684, Valsalva demostró que el oído interno contiene un humor, Scarpa, en 1764; cien años más tarde, demuestra el líquido que contiene el laberinto membranoso que Valsalva no distingue en su descripción. Los dos líquidos intra y perimembranoso fueron estudiados en 1835 por Breschet, con los nombres de endolinfa y perilinfa.

N.A.I: Endolinfa y perilinfa.

Valsalva, Antonio María: anatomista y cirujano italiano, 1666-1723. Discípulo de Malpighi y maestro de Morgani. Fundador de la anatomía y fisiología del oído. Su obra publicada en 1707: De aure humana.

Scarpa, Antonio: cirujano, anatomista y oftalmólogo italiano. Nacido en Motta de Livenzo, 1752-1832.

GANGLIO DE SCARPA

En el trayecto de la rama vestibular del nervio acústico lo mismo que en la rama coclear, se encuentra un engrosamiento ganglionar conocido con el nombre de ganglio de Scarpa. Se halla situado en el tronco mismo del nervio, tiene la misma estructura que el ganglio de Corti.

N.A.I: Ganglio vestibular.

Scarpa, Antonio: cirujano anatomista y oftalmólogo italiano. Nacido en Mota de Livenzo, 1752-1832.

25 APARATO DE LA RESPIRACIÓN Y DE LA FONACIÓN

TRACTO TIROGLOSO DE HIS

Fibras que se desarrollan a la izquierda de la línea media y se prolonga hacia arriba; en referencia a las relaciones de las caras anterolaterales de la laringe.

N.A.I: Tracto tirogloso.

His, Wilheml: anatomista alemán, 1831-1904.

TUBÉRCULO DE WRISBERG O TUBÉRCULO DE MORGAGNI
TUBÉRCULO DE SANTORINI

La abertura superior de la laringe está limitada hacia los lados por el borde libre de los repliegues aritenoepiglóticos. En este borde, en su parte posterior se ven dos eminencias: una anterior o tubérculo de Wrisberg o de Morgagni; o también tubérculo cuneiforme; la otra posterior, el tubérculo de Santorini o tubérculo corniculado.

N.A.I: Tubérculo cuneiforme. Tubérculo corniculado.

Wrisberg, Heinrich Augusto: anatomista alemán, 1739-1808.

Morgagni, Giovanni Batista: famoso anatomista y patólogo italiano, 1682-1771. Fundador de la anatomía patológica.

Santorini, Doménico: anatomista veneciano, 1681-1737.

VENTRÍCULO DE MORGAGNI

En número de dos, uno derecho y otro izquierdo. Son dos divertículos de la cavidad laríngea, ocupan a cada lado de la línea media, todo el espacio comprendido entre la cuerda vocal superior e inferior.

N.A.I: Ventrículos de la laringe.

Morgagni, Giovanni Batista: famoso anatomista y patólogo italiano, 1682-1771. Fundador de la anatomía patológica.

CARTILAGOS DE SANTORINI

Son dos pequeños núcleos cartilaginosos, situados inmediatamente por encima de los aritenoides.

N.A.I: Cartílagos corniculados.

Santorini, Doménico. Anatomista veneciano, 1681-1737.

CARTÍLAGOS DE WRISBERG

No son constantes, cuando existen presentan muchas variaciones, son derecho e izquierdo, están situados entre los pliegues ariteniepiglóticos.

N.A.I: Cartílagos cuneiformes.

Wrisberg, Heinrich August: anatomista alemán, 1739-1808.

GLÁNDULA DE MORGAGNI

Por debajo de su porción libre, la cara anterior de la epiglotis corresponde al hueso hiodes y a la membrana tirohiodea, de la que está separada por un voluminoso paquete de tejido célulo adiposo, que se ha denominado impropiamente glándula de Morgagni.

N.A.I: Tejido graso epiglótico-tirohiodeo.

Morgagni, Giovanni Batista: famoso anatomista y patólogo italiano, 1682-1771. Fundador de la anatomía patológica.

BOLSA SEROSA DE BOYER

Por delante, la membrana tirohiodea está en relación en la

línea media con una bolsa serosa, la bolsa serosa de Boyer.

N.A.I: Bolsa serosa pretiroidea.

Boyer, Alexis, Barón de: cirujano francés, 1757-1833.

MÚSCULO TIROARITENOIDEO INTERNO DE HENLE

En el músculo tiroaritenoideo se le describen tres planos: profundo o inferior, medio y superficial o exterior. El plano inferior o profundo ocupa el espesor de la cuerda vocal o inferior, de ahí el nombre de fascículo propio de la cuerda vocal inferior. El plano exterior o superficial, músculo tiroaritenoideo externo de Henle, está situado por fuera del precedente.

N.A.I: Fascículos superficial y profundo del músculo tiroaritenoideo.

Henle, Friederich Gustav J: anatomista alemán, uno de los más célebres de todos los tiempos, 1809-1885.

MÚSCULOS DE REISSESEN

En el estudio de la estructura de los bronquios, se describe por dentro de la fibrosa bronquial, una capa de fibras musculares lisas: los músculos de Reissesen.

N.A.I: Músculos bronquiales.

Reissesen, Franz Daniel: anatomista alemán, 1773-1828.

VENAS PLEUROPULMONARES DE LEFORT

A las venas pulmonares propiamente dichas y de las venas broncopulmonares, hay que añadir, como afluentes de los troncos venosos pulmonares, cierto número de venillas que tienen su origen en la red subpleural: son las venas pleuropulmonares de Lefort.

N.A.I: Venas pleuropulmonares.
Lefort, León Clement: cirujano francés, 1829-1893.

GANGLIO DEL CONDUCTO DE BOTAL

Al estudiar los grupos ganglionares en conexión con los linfáticos del pulmón, se describe la cadena mediastínica anterior izquierda; es pre arterial, está delante de la aorta y de la carótida primitiva. Comienza delante del conducto arterial por un ganglio denominado: ganglio del conducto de Botal.

N.A.I: Ganglio mediastínico prearterial.
Botal, o Botallo, Leonardo: cirujano y anatomista italiano, nacido en Asti, Piamonte, en 1530: muerto en París.

LIGAMENTO COSTOPLEURAL INTERNO Y COSTOPLEURAL EXTERNO DE SÉBILAU

La cúpula pleural sirve de superficie de implantación a un número de fascículos fibrosos o musculares que tienen por objeto fijarla. Este sistema fibromuscular estudiado por Sébilau en 1891, constituye el aparato suspensorio de la pleura; comprende dos fascículos: uno superficial y otro profundo, este fascículo profundo es fibroso, se inserta arriba en la primera costilla, se dirige oblicuamente hacia abajo y afuera y no tarda en dividirse en dos fascículos secundarios: uno interno y otro externo, se ensanchan en abanico y se fijan en la parte externa del casquete pleural: son los ligamentos costopleural interno y externo de Sébilau.

N.A.I: Ligamentos costopleurales interno y externo.
Sébilau, Pierre: cirujano francés, 1860-1953.

26 GLÁNDULAS ENDOCRINAS

PIRÁMIDE DE LALOUETTE
Prolongación del istmo tiroideo mencionado desde los tiempos de Eustaquio y Morgagni; estudiada nuevamente por Lalouette en 1743. La pirámide tiene forma de cono, su vértice dirigido hacia arriba, su base forma cuerpo con el tiroides. Es muy variable, está formada por sustancia homogénea idéntica a la del cuerpo tiroides.

N.A.I: Lobus pyramidalis. Lóbulo piramidal.
Lalouette, Pierre: médico francés, 1711-1742.

LIGAMENTO MEDIANO DE GRUBER
El cuerpo tiroides está rodeado en todo su contorno por una envoltura fibrosa que tiene el nombre de vaina peritiroidea, distinta de la cápsula propia de la glándula. En la cara posterior del órgano, la vaina se fija en los órganos que encuentra, de ahí la formación de zonas de inserción fibrosas que se han denominado los ligamentos del tiroides. El ligamento mediano de Gruber es el más potente, situado en la línea media.

N.A.I: Ligamento mediano tiroideo.
Gruber, Wenzel Leopold: anatomista bohemio en Rusia, 1814-1890.

ARTERIA TIROIDEA MEDIA DE NEUBAUER
Vaso inconstante, ofrece numerosas variaciones en su origen, de la aorta, del tronco braquiocefálico, de la subclavia. Llega

al borde inferior del istmo donde se anastomosa con las otras arterias, se forma la encrucijada ístmica.

N.A.I: Arteria tiroidea media.

Neubauer, John Ernst: anatomista alemán, 1742-1777.

GLÁNDULA DE ZUCKERKANDL

Entre los tiroides accesorios se cita como el más conocido, el tiroides accesorios se cita como el más conocido, el tiroides accesorio suprahioideo o glándula de Zuckerkandl. Se halla colocada inmediatamente por encima del hueso hioides, entre los dos músculos genihioideos.

N.A.I: Tiroides accesorios suprahiodeos.

Zuckerkandl, Emil: anatomista vienés, 1849-1910.

GLÁNDULA SUPRAAÓRTICA DE WOELFLER

Pueden hallarse otros tiroides accesorios por debajo del tiroides normal, el descrito por Woelfler, un poco por encima del cayado de la aorta, denominado glándula supraaórtica de Woefler.

N.A.I: Glándula supraaórtica.

Woelfler, o Wolfler, Antón: cirujano alemán, 1850-1917.

CONDUCTO TIREOGLOSO DE HIS

El pedículo epitelial del tiroides medio desaparece, durante el desarrollo. Su persistencia parcial o total es frecuente y en este caso se presenta bajo dos formas: en forma de conducto o en forma de cordón. En el primer caso es el conducto tireogloso de His.

N.A.I: Conducto tireogloso.

His, Wilheml: anatomista alemán, 1831-1904.

GLÁNDULAS TIROIDES DE NICOLÁS
GLÁNDULAS TIROIDES DE GLEY
CUERPOS EPITELIALES DE KOEHN

Son las glándulas paratifoideas o paratiroides, son corpúsculos redondeados de dimensiones y valores diversos, anexos al cuerpo tiroides. Indicadas por primera vez por Sandstrom en 1880.

N.A.I: Paratiroides.

Nicolás, Joseph: médico francés contemporáneo.

Gley, Marcel Eugene: fisiólogo francés, 1857-1930.

Koehn, Alfred: histólogo de Bohemia, nacido en 1886.

ARTERIA MEDIA DE VERSARI

Se describen en la irrigación arterial del timo, tres pedículos: superior, lateral y posterior. El tercer pedículo, el posterior, estrá constituido por una arteria que se ha denominado arteria tímica central o arteria media de Versari.

N.A.I: Arteria tímica central.

Versari.

SENO CORONARIO INFERIOR DE WINSLOW

En el suelo de la silla turca existen en general conductos venosos plexiformes; el seno coronario inferior de Winslow.

N.A.I: Seno coronario inferior.

Winslow, Jacob Benignus: anatomista danés, 1669-1760.

CONDUCTO CRANEOFARÍNGEO DE LADZERT
CONDUCTO HIPOFISIARIO DE CALORI

Un examen detenido de la silla turca, permite describir, a veces, el orificio superior de un conducto minúsculo, que va a abrirse en la pared superior de la faringe: es el conducto craneofaríngeo de Landzert o conducto hipofisiario de Calori.

N.A.I: Conducto craneofaríngeo. Conducto hipofisiario.

Landzert, T.O: anatómico alemán del siglo XIX.

Calori, Luigi: anatomista italiano, 1807-1896.

LIGAMENTO DE MAYER

El paraganglio carotídeo o glándula carotídea, o intercarotídea, se desarrolla en el ángulo de bifurcación de la carótida primitiva por una especie de pedículo fibroso y vascular, de 2 a 3mm de largo que se desprende del polo inferior de la glándula y se denomina: el ligamento de Mayer.

N.A.I: Ligamento gangliocarotídeo.

Mayer, Casrl W: médico alemán, 1795-1869.

SACO O BOLSA DE RATHKE

Divertículo de la cavidad bucal embrionaria del que se origina el lóbulo anterior del cuerpo pituitario.

N.A.I: Divertículo craneofaríngeo (embrionario)

Rathke, Martín H: anatomista alemán, 1793-1860.

Dr. Julián Viso Rodríguez

BIBLIOGRAFÍA

Diccionario Médico Biológico University. Editorial Interamericana, S.A. 1966.

Diccionario Terminológico de Ciencias Médicas. Salvat Editores, IX Edición, 1966.

L. Testud y Jacob: Tratado de Anatomía Topográfica. Tomos: I, y II. Salvat Editores, S.A. 1950.

L. Testud, A Latarjet: Tratado de Anatomía Humana. Tomos I, II, III, IV. Salvat Editores, S.A, 1947.

Orts Llorca, Francisco: Anatomía Humana. V Edición. Tomos: I, II y III. Editorial Científico-Médica, 1977.

Rouviere, H: Anatomía Humana Descriptiva y Topográfica. Tomos: I, II y III. Segunda Edición Española. Editora Nacional, S.A. 1952.

Dr. Julián Viso Rodríguez

ÍNDICE DE AUTORES

Auerbach, Leopold: anatomista alemán, 1828-1891. Plexo mientérico de.

Aschoff, Ludwig: anatomopatólogo alemán, nacido en Berlín, 1866-1942. Catedrático en Manburg y en Frieburg. Nódulo de.

Arnold, Friedrich: anatomista alemán, nacido en Edenkoben, 1803-1890. Profesor de Anatomía de Heidelberg, Friburgo, Tubinga, director del Instituto Anatómico de Lunch. Canalículo innominado de. Ligamento lateral inferior de. Fascículo temporotalámico de. Fibras arqueadas de. Nervio recurrente de. Ganglio. Nervio yugular de. Ganglio esplácnico de.

Arlt, Ferdinand: oculista de Viena. Nació en Obergraupen en 1812. Fue catedrático en Praga, Leipzig y Viena.

Arancio, Julio César: anatomista italiano, 1530-1589. Profesor en Bolonia, se dedicó a la anatomía del feto. Conducto venoso de. Nódulo de.

Aquiles (mitología griega). Héroe tesalio; según la fábula, su madre lo sumergió en la laguna de Estigia para hacerle invulnerable, teniéndolo así por el talón, y ésta fue la única parte de su cuerpo en donde pudo ser herido. París lo mató en el sitio de Troya. Tendón de.

Andersch, Carl Samuel: anatomista alemán, 1732-1777. Ganglio de.

Alcoq, Thomas: anatomista inglés, 1784-1833. Conducto de.

Bardinet, Barthelemy: anatomista francés, 1819-1913. Ligamento de.

Barkow, Hans: anatomista alemán, 1798-1873. Istmo de.

Bartholín, Caspar: anatomista dinamarqués, 1655-1783. Glándula sublinguales mayor de. Glándulas vulvovaginales de.

Baudelocque, Jean L: teólogo francés, 1746-1810. Diámetro de.

Bauhin, Caspar: anatomista suizo, 1560-1624, Válvula de.

Bechterew, Vladimir Mikhailovich: neurólogo ruso, 1857-1927.Núcleo de.

Beclard, Pierre A: anatomista francés, 1785-1825. Triángulo de.

Bell, Carlos, Sir Charles: neurólogo y fisiólogo escocés, nacido en Edimburgo, 1777-1842. El fundador de la anatomía nerviosa moderna. Nervio respiratorio externo de. Nervio respiratorio interno de.

Bellini, Lorenzo: anatomista italiano, 1643-1704. Tubo de.

Beraud, Bruno Jean: Cirujano francés, 1823-1865. Válvula de.

Bergmann, Ernst Von: cirujano alemán nacido en Riga,

1836-1907. Profesor de Cirugía de la Universidad de Dorpat, 1875. Publicó una obra sobre cirugía cerebral, "Die chirurgische Bebandlung der Hirnkrankeiten, 1888. Varilla de armonía de.

Bertin, Exupere Joseph: anatomista francés, nacido en Tremblay, 1712-1781. Autor del "Tratado de Osteología. Cornete de.

Bichat, Marie Francois Xavier: anatomista y fisiólogo francés, 1771-1802. Bola adiposa de. Ligamento sacroespinoso de. Glándulas linfáticas de. Hendidura cerebral de.

Bilroth, Theodor: cirujano vienés, nacido en Bergen, 1829-1894. Publicó trabajos sobre el meningocele y el linfoma maligno. Fue un gran cirujano que se recuerda más por sus valiosos aportes en la cirugía gástrica. Su obra principal "Die allgeimeine chirurgishe pathologte und therapie", 1863. Cordones de.

Blecssiz, o Blessig, Robert: oftalmólogo alemán, 1830-1878. Lagunas de.

Bock, August Carl: anatomista alemán, 1785-1833. Nervio faríngeo de.

Botal, o Botallo, Leonardo: cirujano y anatomista italiano, nacido en Asti, Piamonte, en 1530; muerto en París. Agujero de.

Bourgery, Marie Jean: anatomista y cirujano francés, 1797-1849. Cinta semicircular superior e inferior de.

Boyer, Alexis (Barón de Boyer): cirujano francés, 1786-1823. Espacio de.

Brissaud, Edouard: médico francés, 1852-1909. Surco parietal transverso de.

Broca, Paul: neurólogo y antropólogo francés, 1824-1880. Considerado como el padre de la antropología moderna. Pliegue temporal de. Pliegue de paso temporoparietal de. Cisura subparietal de. Surco supraorbitario de. Cintilla de.

Brodie, j. Gordon: anatomista escocés, 1786-1918. Ligamento humeral transverso de.

Broesike, Gustav: anatomista alemán del siglo XIX. Fosita mesentérica de.

Bruce, Ernst: fisiólogo austriaco, 1919-1944. Músculo ciliar de.

Brunner, Johann Conrad: anatomista suizo, 1653-1727. Glándula de.

Budin, Pierre Cosntant: ginecólogo francés, 1846-1907. Charnela obstétrica de.

Burdach, Carl Friederich: fisiólogo alemán, 1776-1847. Haz de. Núcleo de.

Cajal, Ramón y Santiago: histólogo español, nació en Petilla, de Aragón (Navarra), 1852-1934. Núcleo instersticial de.

Caldani, Leopoldo Marco: anatomista italiano, nacido en

Bolonia, 1725-1813. Discípulo de Morgagni, le sucedió en la Cátedra de Padua. Escribió: "Instituciones anatómicas e Instituciones patológicas". Ligamento bicornio de.

Calori, Luigi: anatomista italiano, 1807-1886. Ensanchamiento renal y hepático de la cava inferior de. Conducto hipofisiario de.

Carabelli, C. George: dentista de Viena, 1787-1842. Tubérculo de.

Carcassone, Bernard: cirujano francés, 1728-1802. Ligamento perineal de.

Casserius, o Casseri, Julio: anatomista italiano, 1552-1616. Es el precursor de la anatomía comparada. Publicó un atlas de anatomía de los órganos de la voz y del oído; dejó preparadas ocho ilustraciones que se publicaron en Venecia. Músculo perforado de.

Civinini, Filippo: anatomista italiano, 1805-1844. Espina de.

Clarcke, Jacob Augustus Lockhart: médico inglés, 1817-1880. Asta lateral de. Columna de. Columna delgada de.

Claudius, Friedrich Mattias: anatomista austríaco, 1822-1869. Fosita ovárica de.

Cloquet, Jules Germain: cirujano francés, 1790-1883. Ligamento de. Ganglio de. Conducto de.

Colles, Abraham: anatomista y cirujano irlandés, 1773-1843. Profesor de Anatomía del colegio de cirujanos de Irlanda. Ligamento de.

Cooper, Sir Astley Paston: cirujano inglés, 1768-1841. Nacido en Brooke. Fue cirujano anatomista de mucha fama. Disecó durante todos los días de su vida. Fascia de. Ligamentos de. Ligamento de.

Corti, Alfonso: anatomista italiano, 1822-1876. Ganglio de. Órgano de.

Cotugno, o Cotonnius, Doménico: anatomista italiano, 1736-1822. Columnas de la rampa timpánica de.

Cowper, Jean: anatomista francés, 1645-1722. Glándulas de.

Cruveilhier, Jean: patólogo francés, 1791-1874. Músculo transverso superficial de. Constrictor de la vagina de. Músculo iliocápsulo-trocantéreo de.

Cyon, Elie: fisiólogo ruso, 1843-1912. Nervio dfepresor de.

Darkschewistch, Liveri: neurólogo ruso, 1888-1925.Núcleo de la comisura de. Núcleo de la comisura posterior de.

Darwing, Charles Robert: naturalista inglés, 1809-1882. Oreja de. Tubérculo de.

David: Segundo Rey de Israel, hijo menor de Isaías. Proclamado Rey de la tribu de Judea y de todo Israel. Abdicó en su hijo Salomón en el año 970 a.C. Fue uno de los mejores poetas de Israel. Compuso gran número de Salmos de hermosa inspiración lírica. Psalterium o lira de.

Deiters, Otto Friedrich: anatomista alemán, 1834-1863. Núcleo lateral de. Sustancia reticulada de.

Dejerine, Joseph Jules: neurólogo francés, de París, 1849-1917. Fascículo de.

Denonvilliers, Charles P: cirujano francés, 1808-1872. Aponeurosis prostatoperitoneal de.

Dixon, antropólogo que realizó un ensayo de clasificación de razas, 1923. Ángulo de.

Douglas, James: anatomista escocés, 1675-1742. Sus obras más importantes: "Description of the peritoneum ando f the membrana cellularis which it son its outside""Comparative description of all the muscles in a man and a quadruped. Repliegues de. Ligamentos posteriores de. Repliegue semilunar de. Repliegue de. Arco de.

Dubreuil, George: médico francés nacido en 1879. Tronco tibioperoneo anterior de.

Duret, Henri: médico francés, 1849-1821. Crestas fibroglandulares de. Fosas adiposas de. Arteria frontal interna y media de. Arteria óptica inferointerna de. Coroidea posterior y lateral de.

Eckardt o Ecker, Alexander: anatomista alemán, 1816-1867. Nervio erectos de. Locus luteus de.

Edínger, Ludwig: neurólogo alemán, 1842-1918. Fascículo sensorial directo de.

Ehrentitter, Johan: anatomista austríaco nacido en 1790. Ganglio de.

Eustaquio, o Eustachio, Bartolomeo: anatomista italiano,

1520-1575. Trompa de. Vávula de.

Falopio, Gabriel: anatomista italiano. Clasificado como el primero de los anatomistas italianos. Sucedió a Vesalio en la Cátedra de Padua. Describió las arterias cerebrales, el clítoris, el arco crural. Su obra, publicada en Venecia en 1561, se llama: "Observaciones anatómicas". Túnica Vellosa de. Trompa de Hiato de. Ligamento de.

Farabeuf, Louis: cirujano francés, 1841-1910. Profesor de anatomía de la Facultad de Medicina de París. Publicó varios libros sobre cirugía y obstetricia. Hoja isquiopreuretroprostática de. Ligamento supraglenohumeral de. Ligamento preglenohumeral de. Tronco Tirolinguofacial de. Tirobicervicoescapular de. Triángulo de.

Farre, Arthur Frederick: ginecólogo inglés, 1814-1889. La línea de.

Ferrien, Antoine: anatomista francés, 1683-1769. Pirámides de.

Flechsig, Paul Emil: neurólogo alemán, 1874-1889. Centro oval de. Núcleo semilunar de.

Fleischman, Godried: anatomista alemán, 1777-1853. Bolsa de.

Flourens, Marie Jean Pierre: fisiólogo francés, 1794-1867. Nudo vital de.

Forel, Auguste: neurólogo suizo, 1848-1931. Decusación de. Fascículo lenticular de. Fascículo talámico de.

Fredet, Pierre: cirujano francés, 1870-1945. Ligamento parieto-cólico de.

Galeno: médico griego, nacido en Pérgamo (Asia Menor). (131-200). Hijo de Nicon. Tuvo tres prestigiosos profesores: Sático, quien le enseño anatomía; Estratónico, clínica hipocrática: Pelópidas de Esmirna, filosofía. Publicó 83 escritos, entre ellos: "De las preparaciones anatómicas. "De las disecciones de las venas y las arterias". "Del movimiento de los músculos". Venas de. Ampolla de. Asa nerviosa de. Glándula innominada de.

Gasser, Johan Lorenz: anatomista vienés, 1723-1765. Depresión de. Ganglio de.

Gatner, Herman Treschow: anatomista dinamarqués, 1785-1827. Conducto de.

Gay, Alexander: anatomista ruso, 1842-1939. Glándulas circunanales de.

Gerdy, Pierre Nicolás: anatomista francés, 1797-1856. Tubérculo de. Ligamento de. Fosita infraclavicular de.

Gerlach, Joseph Von: anatomista alemán, 1820-1896. Amígdala tubaria de Fosita hepatorenal de.

Gerota, Dumitri: anatomista rumano, 1876-1939. Ganglios pararectales de. Pelotón adiposo pararenal de.

Giacomini, Carlo: anatomista italiano, 1841-1898. Cintilla de.

Gianuzzy, Giuseppe: fisiólogo italiano, 1839-1876,

Semilunar de.

Gillete, Eugene P: cirujano francés, 1836-1886. Músculo aortoesofágico de, Sesamoideos pisiforme y escafoides de. Ligamento suspensorio del esófago de.

Gimbernat, Antonio: cirujano español, nacido en Cambrils, 1734-1816. Profesor de anatomía de Barcelona. Ligamento de.

Giradles, J. Albin: cirujano portugués en París, 1810-1875. Órgano de.

Glasser, Johan Heinrich: anatomista suizo, 1629-1675.Cisura de.

Glisson, Francis: clínico y anatomista inglés, a591- a676. Uno de los más grandes clínicos del siglo XIX. Sucedió a Harvey, y fue catedrático de medicina en Cambridge. Escribió la "Anatomía Hepatitis", 1654. En la que da la primera descripción de la cápsula del hígado que lleva su nombre.

Goll, Friedrich: anatomista suizo, 1829-1904. Haz de. Núcleo de.

Gowers, sir William Richard: neurólogo inglés. Nacido y muerto en Londres, 1845-1915. Se dedicó al estudio de las enfermedades de la médula espinal. Fascículo de.

Graaf, Reiner De: anatomista alemán, 1641-1673. Folículos de.

Gratiolet, Louis Pierre: anatomista francés, 1815-1865. Pliegue de. Radiaciones ópticas de.

Gross, Samuel D: cirujano norteamericano, 1805-1884. Ramus limbi dextri de.

Gruber, Wenzel Leopold: anatomista bohemio en Rusia, 1814-1890. Fosita retroduodenal de. Músculo recto menor intermedio de. Ligamento mediano de.

Gudden, Bernard von: neurólogo alemán, 1824-1866. Fascículo de.

Gutrie, Georges: cirujano inglés, 1785-1856. Músculo de.

Haller, von Albert: fisiólogo y político suizo, 1708-1777. Trípode celíaco de. Fondo de saco de. Colliculus caudatus de. Pancreática magna de. Vas avernas de. Asta superior del pericardio de. Asa de. Plexo de. Círculo de.

Hartmann, Robert: anatomista alemán, 1831-1893. Nervio esfinteriano medio de.

Hasner, Josef Titter Von: oftalmólogo de Praga, 1819-1892. Vávula de.

Havers, Clopton: anatomista inglés, 1650-1702. Sistemas de. Conductos de.

Heister, Lorenz: cirujano y anatomista alemán. Nacido en Francfort, 1683-1758. Descubrió el seno yugular externo (divertículo de Heister) y los pliegues del conducto cístico. Válvula de.

Helmont Van, Johannes Bta: médico y alquimista belga, 1577-1644. Espejo de.

Helweg, Hans Cristhian: anatomista dinamarqués, dedicó sus estudios a la constitución anátomica de la médula espinal.

Henke, Wilhelm: anatomista alemán, 1834-1896. Espacio retrovisceral de.

Henle, Friederich Gustav J: anatomista alemán, uno de lols más célebres de todos los tiempos, 1809-1885.Músculo rectouretral de. Asa de. Esfínter interno de. Ligamento transverso de. Crista spinarum de. Espina de. Intertransversarius laterales lumbarum de. Intertransversaii medialis lumbarum de. Glándula de. Músculo rectouretral de. Asa de. Esfínter interno de.

Hensen, Víctor: anatomista y fisiólogo alemán, 1835-1924. Conducto de.

Hering, H.E: patólogo alemán, nacido en 1886. Estrella de.

Herman, Friedrich: anatomista alemán, 1859-1920. Línea anocutánea de.

Heschl, Richard: patólogo austriaco, 1824-1881. Circunvolución temporal transversa de.

Hesselbach, Franz Kaspar: cirujano alemán, 1788-1856. Ligamento de.

Hewlet, Tanner R: patólogo inglés, 1865-1940. Glándulas superficiales de.

Higmoro Nathaniel: anatomista inglés, nacido en Fordinbrige, muerto en Sherbun, 1613-1685. Su obra más importante: "Disquisitio corporis humani anatómica. Cuerpo de.

Hirschfeld, Ludwig M: anatomista austriaco, 1816-1876. Nervios esfenopalatinos externos de.

His, Wilhelm: anatomista alemán, 1831-1904.Conducto tireogloso de. Tubérculo supratragicum de. Pliegue triangular de. Impresión duodenal de. Túber omentale de. Atrium bursae omentalis de. Conducto tirogloso de. Salcus terminalis de. Apéndice auricular posterior de. Cresta ventricular de.

Hoche, Alfred Erichs: psiquiatra alemán, 1865-1943. Cinta periférica de.

Houston, John: cirujano irlandés, 1802-1845 Vávula de. Músculo de.

Hunter, John: cirujano y naturalista escocés, 1728-1793. Dedicó sus estudios a la anatomía comparada. Fue el fundador de la patología quirúrgica. Conducto de. Herófilo: Médico griego, de la escuela de Alejandría; vivió alrededor de los 300 a.C. Fue discípulo de Praxágoras, y de Crisipo. Fue esncialmente anatomista, debió de ser el primero en practicar la disección del cuerpo humano. Dejó enseñanzas en la anatomía del sistema nervioso. Prensa de.

Husckhe, Emil: anatomista alemán, 1797-1858. Pequeña bolsa epiploica de. Ligamento gastropancreático de. Cartílagos vomerianos de. Válvula de.

Chassaignac, Charles Marie: cirujano fracés, 1805-1879. Tubérculo de.

Chaussier, Francois: médico francés, 1746-1828. Gran

nervio suprarrenal de.

Chopart, Francois: cirujano francés, 1743-1795. Mejoró las técnicas de las amputaciones, en especial del pie. Articulación de.

Imlach, Francis: médico escocés, 1819-1891. Pelotones adiposos de.

Ingrassias, Giovanni Filippo: anatomista italiano, 1510-1580. Apófisis de.

Jacobson, Ludwig Levin: anatomista dinamarqués, 1783-1843. Conducto de. Nervio de.

Jameson, Sir Leander: médico y político escocés, 1853-1917. Ganglios epicólicos de.

Jonnesco, Thomas: cirujano rumano, 1860-1926. Fosita duodenal mesocólica de. Fosilla ileoapendicular de.

Jung, Carl Gustav: anatomista de Basilea, 1793-1864. Fascículo piramidal de.

Juvara: Ojal retrocondíleo de.

KEITH, Arthur: anatomista de Londres. Nacido en 1866. Seno subeustaquiano de. Tena terminalis de. Nudo de.

Kerking, Theodorus: anatomista holandés, 1640-1693. Válvulas de.

Kobelt, George: médico alemán. Red venosa intermediaria de.

Koch, Walter: cirujano alemán contemporáneo. Triángulo de.

Kochn, o Kohn, Alfred: histólogo de Bohemia, nacido en 1886. Cuerpos epiteliales de.

Koliker, Rudolph Albert von: anatomista suizo, 1817-1903. Publicó: "Handbuch der Gewebelcbre furaertze and Studierende. Cuerpos amarillos atrésicos de. Osteoclasto de.

Konstantinovitch, Vasili Von: patólogo ruso contemporáneo. Arteria ácigos del recto de.

Krause, Wilhem Johann F: anatomista alemán, 1838-1910. Músculo compresor de los labios de. Fosita de. Fascículo respiratorio de.

Labbe, León: cirujano francés, 1832-1916. Triángulo de.

Lalouette, Pierre: médico francés, 1711-1742. Pirámide de.

Lancisi, Giovanni: médico italiano, 1654-1720. Nervios, tractos blandos de.

Landzert, T.O: anatomista alemán del siglo XIX. Fosita retroduodenal de conducto craneofaríngeo de.

Langer, Carl Ritter Edemberg Von: anatomista alemán, 1819-1887. Arco axilar de.

Lanz Otto: cirujano de Ámsterdam, 1865-1935. Punto de.

Larrea, Dominique Jean: famoso cirujano francés de los ejércitos napoleónicos, 1766-1842.

Latarjet, André: anatomista francés, nacido en 1887. Nervio de.

Lefort, León Clement: cirujano francés, 1829-1893. Venas pleuropulmonares de.

Lehnossek, Mihaley: antomista húngaro, 1863-1937. Fascia de. Fascículo solitario de.

Lesseur: Espacio suprapúbico de.

Lietaud, Joseph: anatomista francés, 1703-1780. Descubrió además del trígono vesical el seno recto, la úvula vesical. Trígono de.

Lisfranc, Jacques: cirujano francés, 1790-1897. Tubérculo de. Articulación de.

Lobstein, Johann: cirujano de Estraburgo, 1771-1835. Efectúo importantes trabajos sobre el sarcoma retroperitoneal. Ganglio de.

Lower, Richard: anatomista inglés, 1630-1691. Descubrió además de los anillos tendinosos alrededor de los cuatro orificios del corazón (anillo de Lower). Tubérculo de. Círculos tendinosos de.

Ludwig, Carl Friederich: fisiólogo alemán, 1816-1895. Fue el descubridor de los espacios entre las columnas de Bertein. Radios medulares de. Nervio depresor de.

Luschka, Hubert Von: anatomista alemán, 1820-1875. Bolsa faríngea de. Glándula de. Glándulas de. Ligamento fibroso del pene de. Músculo retractor del útero de.

Compresor cunini superficiales de. Rectus colli de. Ley de. Agujero de.

Luys, Jules Bernard: médico francés, 1828-1898. Centro medio de. Cuerpo de.

Mackenrodt, o Mackenroth, A. Charles: ginecólogo alemán, 1859-1909. Ligamento transverso de.

Magendie, Francois: fisiólogo francés, 1783-1855. Profesor de fisiología y patología general en el Colegio de Francia, fue uno de los fundadores del moderno método experimental. Su obra principal: "Precis elementaire de Physiologie." Agujero de.

Maier, Rudolf: médico alemán, 1829-188. Seno de.

Malacarne, Michele Cincenzo: cirujano italiano, 1744-1816. Pirámide de.

Malpighi, Marcello: anatomista y patólogo italiano, nacido en Crevalcore, 1628-1694. Fue el primero en usar el microscopio para estudiar los tejidos. Se le considera fundador de la anatomía microscópica. Publicó: "De anatomía Plantarum.". Descubrió la célula como fundamento de todo órgano vivo. Descubrió las capas de la piel, los nódulos linfáticos del bazo y el glomérulo renal. Cápsula de. Corpúsculos de (lienale). Corpúsculo de (renale).

Marchi Vittorio: patólogo italiano, 1851-1933. Fascículo de.

Marcille, Maurice, 1871-1941. Triángulo de.

Marie, Pierre: patólogo francés, 1859-1940. Zona cornocomisural de.

Marshall, John: anatomista inglés, 1818-1891. Vena de.

Massiat, Jacques Henri: anatomista francés, 1805-1891. Cinta de.

Matergiani, J: anatomista italiano del siglo pasado. Área de.

Mayer, Carl W: médico alemán, 1795-1868. Ligamento de.

Meckel, Johann Friederich: anatomista alemán, nieto del anterior del mismo nombre, 1781-1833. Cartílago de. Cavidad de. Ganglio de.

Meibomio, o Meibom, Henrich: anatomista alemán, 1638-1700. Glándulas de.

Meissner, Jorge: fisiólogo alemán, 1829-1903. Plexo de. Corpúsculos de.

Merckel, Carl: anatomista alemán, 1812-1876. Curva de.

Mery, Jean: anatomista francés, 1645-1722. Glándulas de.

Meynert, Theodor: neurólogo de Viena, 1833-1892. Decusación de. Fibras en "U" de. Comisura de.

Michaelis, Guitar: ginecólogo alemán, 1798-1848. Rombo de.

Mingazzini, Fibras cerebelolivares de.

Mohrenheim, Joseph J. Freiherr Von: cirujano austríaco, muerto en 1799. Fosita de.

Monakow, Constantino von: neurólogo ruso en Zurich, 1853-1930. Fascículo de.

Monro: Agujero de. Surco de.

Montgomery, William Feyherstone: ginecólogo irlandés, 1797-1859. Tubérculos de.

Morand, Sauveur Francois: cirujano francés, 1697-1773. Espolón de.

Morel, Benoit Augustiu: Alienista francés, 1809-1873. Oreja de.

Morgagni, Giovanni Batista: famoso anatomista y patólogo italiano, 1682-1771. Fundador de la anatomía patológica. Frenos de. Columnas de. Lagunas de. Hidátide de. Hidátide pediculada de. Cornete de. Nódulo de. Foramen singular de. Ventrículo de. Glándula de.

Morris, Robert: cirujano norteamericano, 1857-1945. Ligamento lateral interno corto de.

Muller, Heinrich: anatomista alemán, 1820-1864. Músculo de.

Naboth, Martin: anatomista sajón, nacido en Kalan, 1675-1712. Profesor de medicina y química en Leipzig. Huevos de.

Naegele, Franz Carl: tocólogo alemán, 1777-1851. Pelvis oblicua de.

Nageotte, Jean: histólogo francés, 1866-1948. Núcleo gustativo de. Nervio de. Nervio radicular de.

Nasmyth, Alexander: odontólogo escocés en Londres del siglo XIX. Membrana de.

Neubauer, John Ernst: anatomista alemán, 1742-1777. Ganglio de. Arteria tiroidea media de.

Neuman, Ernst: patólogo alemán, 1834-1918. Vaina de.

Nicolás, Joseph: médico francés contemporáneo. Glándulas tiroides de.

Nuck, Anton: anatomista holandés, 1650-1692. Profesor en Leyden. Conducto de.

Oddi, Ruggiero: médico italiano del siglo XIX. Esfínter de.

Owens, Sir Richard: anatomista y paleontólogo inglés, 1804-1892. Líneas de contorno.

Pacchioni, Antonio: anatomista italiano de Reggio Emilia, 1665-1726. Trabajó en el estudio de la duramadre y sus funciones. Granulaciones de.

Paccini, Filippo: anatomista italiano, 1817-1883. Descubrió siendo estudiante los corpúsculos táctiles que situado en el tejido celular subcutáneo constituyen el órgano del tacto. A veces se les denomina corpúsculos de Vater. Pacini por las investigaciones de Vater sobre este tema. Corpúsculos de.

Parchappe: Arco inferior de. Válvula de.

Pawlik, Karel J: ginecólogo de Praga, 1849-1914. Triángulo de.

Pecquet, Jean: anatomista francés, 1622-1674. Cisterna de.

Pertick, Otto: patólogo húngaro, 1852-1913. Dicertículo de.

Petit, Jean Louis: cirujano francés, 1674-1914. Primer presidente de la Academia de Cirugía de Francia. Ligamento de. Arteria principal de. Triángulo de. Conducto de.

Peyer, Johan Conrad: anatomista suizo, 1653-1712. Placas de.

Pirogoff, Nicolai Ivanovich: cirujano ruso, 1810-1881. Triángulo de.

Poirier, Paul: cirujano francés, 1853-1907. Bandaleta ansiforme de. Fosa pleural supraaórtica de.

Poupart, Francois: anatomista francés, 1616-1708. Ligamento de.

Purkinje, Johannes: fisiólogo bohemio, 1787-1869. Células de.

Quain, Richard Sir: médico inglés, 1816-1898. Músculo iliacus minor de.

Quenu, Edouard André: cirujano francés, 1852-1933. Arteria dorsal del recto de. Nervio esfinteriano medio de.

Ramsay Hunt: neurólogo norteamericano, 1874-1937. Zona de.

Rathke, Martín H: anatomista alemán, 1793-1860. Saco o bolsa de.

Raw, o Ravius, Johan: anatomista holandés, 1658-1719. Apófisis de.

Reichert, Kart B: anatomista alemán, 1811-1844. Procesus laterales de. Mancha cribosa de. Fosita coclear de.

Reil, Johan C: anatomista de Halle, 1759-1813. Cinta de. Triángulo de. Insula de. Rodete de.

Reissesen, Franz Daniel: antomista alemán, 1773-1828. Músculos de.

Reissner, Ernst: anatomista alemán, 1824-1878. Membrana de.

Remak, Robert: neurólogo alemán, 1815-1865. Fibras de.

Renaut, Joseph Louis: médico francés, 1844-1917. Músculo de. Capa generatriz de.

Retterer: Estadio fibroso de.

Retzius, Andrés Adolf: anatomista sueco, 1769-1860. Cavidad de Cáscara o zona de. Área plumiformis de.

Riche, O. Richet, Didier Dominique Alfred: cirujano francés, 1816-1891. Anatomosis de.

Ridley, Humprey: anatomista inglés, 1653-1708. Seno de.

Riolano, Jean: médico francés, 1580-1687. Arco de. Ramillete de. Ani tensor de. Músculo de.

Rivinus, Augusto Quirinus: anatomista alemán, 1652-1723. Conducto de. Segmento de.

Rokinski: Divertículo de.

Rolando, Luigi: anatomista italiano, 1773-1831. Se dedicó a la anatomía del sistema nervioso. Sustancia gelatinosa de. Tubérculo ceniciento de. Cisura de.

Rosenmüller, Johan Cristhian: anatomista alemán, 1771-1820. Fosita de. Cuerpo de. Glándula accesoria de. Válvula de.

Rosenthal, F. Ch: anatomista alemán, 1780-1829. Conducto espiral de.

Roubaud: Pedículo posterior o subcoroideo de.

Rouget, Antoine D: fisiólogo francés del siglo XIX. Ligamento redondo superior de. Músculo de.

Roux, César: cirujano suizo, 1857-1926. Músculo rectouretral de.

Ruffini, Angelo: anatomista italiano, 1864-1929. Corpúsculo de.

Russel, William: médico inglés, 1852-1940. Fascículo en gancho de.

Ruysch, Frederic: anatomista holandés, 1638-1731. Membrana de.

Salter, James sir: dentista inglés, 1825-1897. Líneas incrementales de.

Santorini, Doménico: anatomista veneciano, 1681-1737. Risorio de. Conducto de. Plexo de. Concha de. Vena emisaria. Cartílago de.

Sappey, Marie Philibert: anatomista francés, 1810-1896. Constrictor de la vulva de. Núcleo yuxtaolivar anterointerno de. Núcleo yuxtaolivar posteroexterno. Fascículo accesorio de.

Scarpa, Antonio: cirujano anatomista y oftalmólogo italiano. Nacido en Motta de Livenzo, 1752-1832. Triángulo de. Ganglio de.

Scharppey, Williams: anatomista inglés, 1802-1880. Fibras de.

Schneider, Conrad Víctor: médico alemán, 1614-1680. Membrana de.

Schrapneli: Membrana flácida de.

Schwalbe, Gustav: anatomista alemán, 1841-1916. Huso principal de. Huso accesorio de. Innere Nebenolive de. Aussene Nebenolive de. Espacio supracoroideo de. Fisura antitrago helicina de.

Schwann, Theodor: fisiólogo alemán, 1810-1882. Vaina de.

Sclavounos: Plexo mioespermático de.

Sébilau, Pierre: cirujano francés, 1860-1953. Fosita bucal de. Espacio subglandular posterior de. Vena carótida de. Ligamentos costopleural interno y costopleural externo de.

Sensert: Fosita hepatorenal de.

Sicard, Jean A: neurólogo francés, 1872-1920. Nervio de conjunción de.

Skene, Alexander, J: ginecólogo norteamericano. Conducto de.

Soemmering, o Sommerring, Samuel Thomas Von: anatomista alemán, 1755-1830. Locus Níger de. Sustancia gris de.

Soller, Christian F.W: neurólogo alemán, 1802-1878. Núcleo de.

Spiegel, Adrian Van Der: anatomista flamenco, 1578-1625. Lóbulo de. Línea semilunar de.

Spix, Johan Batist: naturalista alemán, 1781-1826. Espina de.

Staderin, Rutilie: médico italiano del siglo XIX. Núcleo intercalar de.

Stahl, Friedrich Karl: médico alemán, 1811-1873. Oreja N° 1,2, 3, de.

Stenon, o Stensen, Niels: anatomista danés, 1638-1686. Conducto de.

Stilling, Benedict: anatomista alemán, 1810-1879. Núcleo dorsal de. Núcleo rojo de.

Stohr: Túnica propia de.

Store: Glándula sublingual mayor de.

Sudek, Paul Herman: cirujano alemán, 1866-1938. Punto crítico de. La sigmoidea Ima de.

Sylvius, Franciscus: forma latinizada de Francois de la Boe. Fisiólogo y anatomista francés, 1614-1672. Profesor de Medicina de Leyden. Cuadrado carnoso de. Cisura de. Acueducto de.

Taillefer, Huber: cirujano francés, 1779-1866. Válvula de.

Tandler: Trabécula supramarginal de. Fascículos límbicos superior de.

Tarin, Pierre: anatomista francés, 1700-1761. Válvulas de.

Tawara, S: patólogo japonés, contemporáneo. Nudo de.

Tebesio, Adam Christian: patólogo alemán, 1686-1732. Descubrió los orificios y válvulas de las venillas que conducen la sangre de los tejidos del corazón a las aurículas y ventrículos. Venas de.

Teichmann, Ludwig Stawiarski: histólogo alemán, 1825-1896. Plexo profundo de.

Tenon, Jacques René: cirujano francés, 1724-1816. Espacio de.

Testut, Jean Leon: anatomista francés, nacido en Beaumont (Dordoña), 1849-1925. De 1872 a 1878 fue auxiliar de anatomía y fisiología en la Facultad de Medicina de Burdeos. Desde 1886, profesor de la Facultad de Lyon. Tuvo más de noventa trabajos publicados en anatomía, antropología, arqueología y fisiología. Publicó en 1889: "Traité d anatomie humana. Traité de anatomie topographique avec aplications médico-chirurgicales". Arco inferior de.

Teutleben, E.V: anatomista alemán del siglo XIX. Ligamento de.

Theile, Friedrich Wilhelm: anatomista alemán, 1801-1879. Calota aponeurótica de. Seno transverso de. Arteria faringomeníngea de.

Thomas: Fascículo cerebeloso descendente de.

Thompson, Allen: anatomista escocés, 1867-1938. Fibras iliopubianas de.

Todaro: Tendón de.

Toldo: Par flácida de. Hojilla de.

Tomes, sir Jonh: dentista inglés, 1836-1895. Fibras de. Ondulaciones primarias y secundarias de.

Tourtual, C. Th: anatomista alemán del siglo XIX. Seno de.

Traube, Ludwig: médico alemán, 1818-1876. Espacio semilunar de.

Treitz, Wenzel: médico austríaco, 1819-1872. Músculo suspensorio de. Arco vascular de. Músculo rectocoxígeo de.

Treves, sir Frederick: cirujano inglés, 1853-1923. Área avascular de.

Trolard: Lagos venosos de. Vena de. Vena anastomótica magna de. Senos de. Tienda olfativa de. Ligamento anterior de la duramadre de.

Troltsch, o Troeltsch, Antón F. von: otólogo alemán,

1829-1890. Fascia faríngea de.

Tuffier, Theodor: cirujano francés, 1857-1929. Fosilla ileocecal superior de. Fosilla de. Fosilla ileocecal inferior de. Ligamento cecal superior de.

Turck, Ludwig: neurólogo y laringólogo austriaco, 1810-1868. Fascículo de. Fascículo de. Fascículo frontal corticopontino de.

Valentín, Gabriel Gustav: anatomista alemán, 1810-1883. Pata de Ganso de.

Válvula, Antonio María: anatomista y cirujano italiano, 1666-1723. Discípulo de Malpighi y maestro de Morgagni. Fundador de la anatomía y fisiología del oído. Su obra publicada en 1704: "De aure humana". Humor de. Senos de.

Varolio, Constanzo: anatomista y cirujano italiano, 1542-1575. Puente de.

Velpeaud, Alfred Armand: cirujano francés, 1795-1867. Cuadrilátero de.

Venus: Monte de.

Verga, Andrea: anatomista y psiquiatra italiano, 1811-1895. Surco lagrimal de. Ventrículo de.

Verheyenh, Philippe: anatomista flamenco, 1648-1710. Estrellas de.

Versari: Arteria media de.

Vesalio, Andrés: anatomista flamenco, nacido en Bruselas,

1514-1564. El más importante anatomista del Renacimiento. Fue profesor de anatomía de Padua por 23 años. Editó en Basilea, 1543. Su obra: "De humani corporis fábrica libri septemi". Luego publicó: "De humani corporis fábrica librorum epithone. Agujero de. Ani scalptor de.

Vialet: Discípulo de Dejerine. Fascículo occipital transverso de. Lóbulo lingual de.

Vicq-dÁzyr, Félix: médico y anatomista francés, 1748-1794. Gran surco circunsferencial de. Tronco común del fascículo de.

Vieussens, Raymond: anatomista francés de Montepellier, 1641-1730. Fue un excelente estudioso de la estructura del corazón. En 1865 publicó: "Neurología universales". Anillo o limbo de. Venas innominadas de. Válvula de. Velo medular superior de. Corpus álbum surotumdum de.

Virchow: Parametrio de.

Waldeyer, Wilhelm: anatomista alemán, 1836-1921. Fosilla ileocecal superior de. Recessus pararectal de. Fosita preovárica de. Línea de Farré de. Paraovario de. Núcleo de.

Weber, Moritz Ignatz: anatomista alemán, 1795-1875. Apófisis del periestafilino externo de. Ligamento anular de.

Weitbrecht: Ligamento de.

Wenkebach, Karen Frederic: patólogo holandés en Viena, 1864-1941. Fue un excelente investigador de la patología del corazón. Fascículo de.

Wernecke, Carl: alienista alemán, 1848-1905. Zona de. Fascículo occipital de.

Wernekink, Friedrich Christian: anatomista alemán, 1798-1835. Decusación de.

Westphal, Carl Friedrich Otto: alienista y neurólogo alemán, 1833-1890. Zona cornocomisural de.

Wharton, Thomas: médico y anatomista inglés, 1614-1673.Conducto de.

Willis, Thomas: anatomista y médico inglés, 1621-1675. Polígono arterial de. Nervio accesorio de.

Winslow, Jacob Benignus: anatomista danés, 1669-1760. Páncreas menor de. Hiato. Seno coronario inferior de.

Wirchow, Rudolf Ludwig Carl: patólogo alemán, 1821-1902. Mesometrio o parametrio de.

Wirsung, Hans George: anatomista alemán, nacido en Augusta (Baviera), 1600-1643. Conducto de.

Woelfler, o Wolfler, Antón: cirujano alemán, 1850-1917. Ganglio de. Nervio renal posterior de.

Woelfler, o Wolfler, Antón: cirujano alemán, 1850-1917.Glándula supraaórtica de.

Wolf, Kaspar Friedrich: embriólogo alemán, 1733-1794. Uno de los más grandes biólogos del siglo XVIII. En 1759 y a los 25 años de edad publicó: "Teoría generations". Espolón de.

Wrisberg, Heinrich August: anatomista alemán, 1739-1808.Asa memorable de. Ganglio de. Nervio intermediario de. Cartílago de. Tubérculo de.

Zaglas: Ligamento de.

Zeiss, Carl: óptico alemán, 1816-1888. Lámina de.

Zenker, Friedrich Albert: patólogo alemán, 1825-1898 Divertículos de.

Zinn, Johann Gotried: naturalista alemán, 1727-1759. Sucesor de Hallen en Gotinga. Círculo de Tendón de. Anillo de.

Zuckerkanld, Emil: anatomista vienés, 1849-1910. Lámina retrorenal de. Vena de. Glándula de.

Dr. Julián Viso Rodríguez

Profesor de Anatomía Humana

Facultad de Medicina. Escuela "Luís Razetti"

Universidad Central de Venezuela

2ª edición impresa

Caracas, marzo 2015.